本书系下列科研项目成果：

国家自然科学基金面上项目（61373100，61872261）

国家重点实验室开放基金项目（No.BUAA–VR–15KF02, No.BUAA–VR–16KF13）

中国博士后科学基金面上项目（No.186544）

山西省自然科学基金面上项目（No.201901D111319）

基于深度学习的
早期肺癌智能诊断研究

■ 郝 瑞 / 著

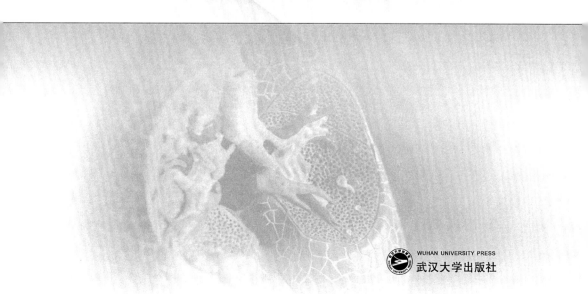

WUHAN UNIVERSITY PRESS
武汉大学出版社

图书在版编目(CIP)数据

基于深度学习的早期肺癌智能诊断研究/郝瑞著.—武汉：武汉大学出版社,2021.12

ISBN 978-7-307-22757-6

Ⅰ.基… Ⅱ.郝… Ⅲ.肺癌—影像诊断—研究 Ⅳ.R734.2

中国版本图书馆 CIP 数据核字(2021)第 238775 号

责任编辑:陈 红 责任校对:汪欣怡 版式设计:马 佳

出版发行: **武汉大学出版社** (430072 武昌 珞珈山)

(电子邮箱:cbs22@whu.edu.cn 网址:www.wdp.com.cn)

印刷:武汉邮科印务有限公司

开本:720×1000 1/16 印张:8.25 字数:129千字 插页:1

版次:2021年12月第1版 2021年12月第1次印刷

ISBN 978-7-307-22757-6 定价:38.00元

序

　　随着大数据时代的到来，人工智能技术与医疗诊断研究相结合的科研领域成为新的热点。深度神经网络学习技术的不断创新，使得海量医疗影像数据的智能识别成为可能，癌症医疗诊断数据的筛查、分类、诊断、治疗有了先进的科学方法和技术。本书针对肺癌早期计算机断层扫描影像进行研究，有建设性地提出了基于信息熵和联合向量的 LBF 模型的肺结节分割、肺实质序列图像分割、基于多尺度增强滤波器和 3D 形状特征的肺结节检测方法、基于分层极限学习机的肺结节良恶性诊断、多索引哈希的肺结节相似图像快速检索等方法和模型，实现了跨学科的创新研究思路，同时将图像处理、机器学习、计算机辅助诊疗、大数据检索等多种研究成果相结合，是一本研究深度学习技术应用在癌症影像数据诊断方面的难得的参考书。本书的出版体现出作者在癌症智能诊断领域付出的辛苦和努力，也是作者在这个领域研究成果的总结和展示，这些成果将对国内医学影像处理的发展起到积极的推动作用。

中国计算机学会理事

中国计算机学会人机交互专业委员会副秘书长

太原理工大学信息与计算机学院副院长

强　彦

前　言

深度学习的概念起源于人工神经网络(artificial neural network, ANN)，但又区别于人工神经网络，当前神经网络的学习算法多是针对较低水平的网络结构，是属于浅层结构神经网络。深度网络学习是非线性运算的高水平组合，从仿生学角度来说，深度学习与大脑皮层类似，都是对输入数据通过非线性的方式进行多层次处理，即通过自下而上的非监督方式和自上向下的监督学习方式进行训练，用每一层网络提取输入数据的特征并且随着层数的增加，特征越抽象，因此深度学习比浅层学习具有更好的特征表示能力。在大数据时代，如何充分利用人工智能、深度学习方法分析处理海量而复杂的医学图像大数据，为临床医学中各种疾病的筛查、诊断、治疗方案定制等提供科学方法和先进技术，是当前医学图像分析领域急需解决的重大科学问题和前沿医学影像关键技术。

肺癌是世界上严重威胁人类生命的疾病之一。临床研究表明，肺癌在胸腔中的早期表现形式为孤立的类球状结节，诊断医师借助医学影像对肺结节的病变类型进行初步分析。受影像画质不一以及医师经验不足等多种因素的制约，仅依靠肉眼阅片的方式对肺结节进行良恶性定性，极易造成误诊率和漏诊率的上升。20世纪80年代，芝加哥大学的Kurt Rossmann实验室率先提出了计算机辅助诊断系统的概念，其主要目的是利用计算机技术对医学影像进行处理分析，然后将分析的结果反馈给放射科医师，为医师进行诊断提供第二参考意见，最后由放射科医师给出确定的诊断报告。在肺部CAD系统的研究中，肺结节良恶性的辅助诊断是一个非常重要的研究方向，经过国内外的专家学者这么多年的探索，目前对于肺结节良恶性诊断主要分为两种模式，一种是基于特征提取、特征分类的肺结节辅助诊断，另一种是基于深度学习技术的肺结节辅助诊断。

本书针对计算机断层扫描影像进行研究，利用早期肺癌临床诊断确诊病例，提出了一种结合肺结节 PET 图中 SUV 信息熵和灰度联合向量的改进的 LBF 模型二维分割算法；研究并提出了基于多尺度增强滤波器和 3D 形状特征的肺结节检测方法；提出了一种基于训练速度极快的分层极限学习机的肺结节自动诊断方法；同时针对深度哈希检索效率问题，提出基于深度多索引哈希的肺结节相似图像快速检索方法。本书为研究基于深度学习技术的肺癌早期医学图像应用方向提出了创新的思路和方法。

本书的内容是作者在博士后研究期间从事人工智能和深度学习技术相关研究的汇总，书中内容参考了国内外研究人员在深度学习与医学影像相结合方面取得的最新科研成果，提出的各种创新算法和思路是在相关研究基础上优化与改进形成的，可以作为同行进一步研究的参考和借鉴。

本书是作者"基于长时程 CT 影像的肺部病灶生长演变规律建模及早期肺癌智能诊断研究"（国家自然科学基金面上项目，项目编号 61872261）、"基于医学影像结构和功能混合特征的周围型肺癌计算机辅助诊断方法"（国家自然科学基金面上项目，项目编号 61373100）、"基于肺部 CT 影像序列检索的相似病历智能诊断方法研究"（中国博士后科学基金面上项目，项目编号 186544）、"肺结节相似图像检索方法及智能诊断研究"（山西省自然科学基金面上项目，项目编号 201901D111319）等项目研究中形成的最新成果的总结，在此基础上不断地优化和完善，最终形成本书的系统研究内容。

本书在编写过程中得到了强彦、赵涓涓等相关专家和项目组成员的支持和帮助，在此表示由衷的感谢！

由于计算机技术发展迅速，人工智能技术的进步一日千里，加之作者的水平有限，书中不足之处请读者见谅，恳请专家和读者不吝指教和帮助。

目　　录

第1章 绪 论

1.1 研究背景和意义

由于人口老龄化、工业污染和传统医疗水平低等因素，我国癌症的发病率和死亡率逐年上升。全国肿瘤登记中心统计显示，肺癌和胃癌在所有癌症中一直高居发病和死亡前两位。最新数据显示，在男性10种最常见肿瘤中，肺癌位于第一位，占癌症总数的23.41%。在女性恶性肿瘤患者当中，肺癌仅次于乳腺癌，占15.82%。由此可见，肺癌已经成为死亡率较高的癌症之一。也正因如此，专家学者对肺癌的诊断及治疗越来越重视，国家也将更多财力和物力投入肺癌的研究当中。

近年来，随着胸外科技术和计算机视觉技术的发展，相关研究发现，肺部肿瘤只要能够及早地发现并且得到及时的切除，肺癌的死亡率可以大大降低。但是，肺癌在早期多表现为直径小于3cm的圆形或者类圆形不透光区域，临床上称之为孤立性肺结节，这种结节在早期是比较不容易被发现的，往往等到发现的时候已经是晚期了。调查统计发现，对于早发现的病例在经过手术治疗后，患者的5年生存率能够提高44%~74%。因此，"早发现，早确诊，早治疗"是提高肺癌患者生存率的关键。随着医疗条件的改善，常规体检能够发现16%的孤立性肺结节，但是，在实际的临床诊断中对肺结节的定性诊断一直是影像学的难题之一，在诊断不够明确的时候进行手术切除的结节中大概有一半是良性的，如果孤立性肺结节能够得到准确确诊，既可避免患者进行不必要的有创方法的检查（包括支气管镜检查、经胸壁针吸活检、胸腔镜下切除活检及开胸探查），也能够减轻患者的经济和身心负担。

目前, 临床上对于肺癌的诊断方法主要分为两类: 组织学诊断和影像学诊断。其中组织学诊断方法包含支气管镜检查、痰细胞学检查和针刺活检等, 这些检查方法会给被检查者带来疼痛或者肺部感染出血的危险。影像学诊断方法包括 X 射线检查、计算机断层扫描成像 (computed tomography, CT)、磁共振成像 (magnetic resonance imaging, MRI) 和正电子发射断层扫描成像 (positron emission tomography, PET) 等, 由于通过计算机成像可以直观地观察到患者病变组织的大小、形态和位置等信息, 并且患者在接受检查时并不存在侵入式痛苦, 因此虽然通过组织学诊断方法能够比较准确地对病变组织进行定性诊断, 但是通常在肺癌早期阶段或者是在常规体检中, 主要还是依靠影像学诊断方法对患者进行初步的诊断。

CT 技术已成为早期肺癌检测中最简单、最基础的医学成像手段之一。该技术是由英国电子工程师 Hounsfield 在 20 世纪 60 年代末提出的, 并被成功投入医学实践中, 取得了卓越的成效。通过 CT 影像, 医师可以准确地分辨出人体各器官的密度信息和组织结构。然而, 受组织周围其他器官的影响 (如血管、气管等), 仅凭单一的 CT 图像对病变的肺结节进行定性, 很容易出现误诊或者漏诊现象。为了能够准确地对患病部位进行定位和定性, 近些年出现了一种可以结合病变部位的组织代谢特征和结构信息的检测新技术——PET/CT 技术。在该技术中, PET 探测器通过检测体内组织对示踪剂的标准摄入量来初步判断人体组织是否存在病变, 然后再借助高分辨率的 CT 图像为医师提供了清晰的病灶结构。PET/CT 在临床上的成功应用, 为肺部疾病患者早期的确诊与治疗提供了新的方案。

随着医学成像技术的进步, 断层扫描的间距越来越小, 同时也产生了大量的医学影像数据, 这就要求放射科医师在相对短的时间内分析出越来越多的数据, 给医师造成很大的诊断难度。此外, 在肺结节诊断上, 肺腔内部组织繁杂, 不同病例中结节的形态、病变位置各有差异, 不同的征象所表现出的良恶性程度也很难把握, 仅依靠肉眼阅片的方法很难在整个肺部的横断层扫描图中准确定位病变位置和类型。受专业知识水平和工作状态的影响, 医师的阅片过程很大程度上是主观经验的表现, 存在一定的不稳定性。因此, 人工阅片很难保证细小结节不被遗漏。为了能够快速地从大量医学影像中获取有价值的诊断信息, 减少误诊和漏诊现象，需要借助一种自动化技术来辅助医师进行诊断。计算机辅助诊断 (computer aided diagnosis, CAD) 系统是一项能够帮助医师对医学图像进行解释的新技术。它综合了多种放射学影像以及临床诊断的生化信息，涉及多学科交叉研究的领域。该技术的核心思想是结合计算机视觉领域中的机器学习、深度学习以及模式识别等多种技术对医学图像进行统计分析，为诊断医师提供一种自动化的"第二意见"(second-opinion)。利用 CAD 系统对肺癌进行诊断，不仅可以减少医师审片的工作量，还能提高肺结节检测的灵敏度和分类诊断的准确率，是一种有效的肺癌诊断手段。

通常肺癌 CAD 系统主要分为以下三个处理过程：肺实质序列图像分割、特征提取和肺结节检测。其中，肺实质序列图像的快速精确分割是后续特征提取和肺结节检测的基础。肺结节检测主要是利用人工智能算法将肺实质图像中的肺结节图像区域检测出来，而检测结果的准确性又依赖于提取检测对象特征的有效性。因而，肺实质序列图像分割、特征提取和肺结节检测这三个过程中的每个过程处理的结果都将决定整个肺癌 CAD 系统的性能。

在 CAD 系统中，肺结节的分割和良恶性诊断是两个至关重要的部分。健壮的分割算法是后续分析量化工作的基础，能够很大程度上减少肺癌检测的工作量。由于肺结节的征象各异，存在其他正常组织如血管、器官等的干扰，在分割时，容易出现错分或漏分现象，因此选择一种合适的肺结节分割方法是学者们研究的重点；肺结节的良恶性诊断是 CAD 模型的最终目的，其结果的准确性直接关系到辅助诊断系统的可信度和实用性。在诊断时，主要借助机器学习、统计分析、深度学习等算法较强的特征学习和分类的能力，提高对病变结节的检出率和良恶性的识别率，辅助医师给患病者制订早期的治疗方案。因此，健壮的肺结节分割和诊断算法对提高肺癌诊断的效率和准确性起着极其关键的作用。

在早期肺癌的诊断、肺结节良恶性的识别过程中，医师主要通过对肺结节影像进行标记后再确定治疗方案，而经过医师标注的肺结节数据在所有肺结节数据中占比较小，因而存在大量的肺结节数据不能很好地被利用来进行临床诊断。通过医学图像检索技术可以高效地检索出相似肺部图像，协助医师识别待识别病灶与以往已分析病灶之间的异同点，辅助医师快速进行相似病灶的识别与诊断，为医师的诊断提供有效的参考，因此，准确检索出与待识别病灶相似的病灶对肺结节的识别与诊断具有重要的意义。

1.2 国内外研究现状

1.2.1 肺结节图像分割与特征描述现状

随着模式识别算法和计算机技术的深度结合，医学图像的自动化分割技术已经得到广泛应用。自动化分割技术依靠成熟的数学统计和人工智能理论，能够脱离医师的参与，避免主观经验的干扰，在减轻医师的工作负担的同时也极大地提升了对图像的分割效果。图像的自动化分割算法通常是根据图像中颜色、灰度值、频谱、统计等某种或多种特征对区域进行划分。不同的分割算法对特征的选用没有一个规范的标准，所以每种算法必然会存在一定的针对性和局限性。在众多的分割场景中，对医学影像的分割结果通常而言是很严格的。目前的技术还未能实现对不同类别图像的自适应精准分割。因此，对医学图像的分割目前仍旧是影像界具有挑战性的科研重点。

近年来，国内外学者针对不同类型的肺结节分割算法进行大量的尝试，提出了多种方法。Geng H 等人使用灰度阈值迭代的方法，能够快速全自动地选取种子点进行区域增长并提取序列 CT 图像中每一张肺实质图像，但是该算法对背景噪声很敏感。Liming D 等人提出了一种肺实质分割方法的新框架，采用优化的阈值法和边界跟踪算法得到肺实质轮廓，可以有效地消除背景噪声的影响，但同时也会导致部分肺实质丢失。Mansoor A 等人提出了一种基于局部特征描述的区域分割算法，先采用模糊连通性初步提取肺实质图像，然后采用最接近最优关键点分析法来优化分割肺实质图像，该算法对肺中部 CT 图像有较好的处理效果而对肺底和肺顶部 CT 图像处理效果一般。Shojaii R 等人对每一张 CT 图像利用小波变换分解，接着提取肺部图像中高分辨率的区域，保留像素强度低的区域用来生成肺实质图像，该方法能够较好地处理不规则的肺实质图像。Ehmeshki J 等人提出一种新的区域生长法对肺结节进行分割。该方法结合了模糊连通性、距离及灰度信息作为区域生长机制，将外部区域的对比度作为停止生长准则。一系列实验证明了该算法对肺结节分割的准确性。Nie 等人结合了收敛的指数特征和 Mean-Shift

聚类算法对实性和非实性肺结节进行分割，该算法将不同灰度级的 CI 特征与像素空间位置结合，作为 Mean-Shift 聚类的特征向量，用来表示多种类型肺结节的高斯模型，能够精确地得到肺结节的边缘轮廓。Tachibana 等人提出了一种对磨玻璃肺结节的分割算法，该算法充分结合了阈值模板匹配、距离变换、分水岭三种方法，达到了 0.507±0.219 的分割重合率。Schildkraut 等人提出了一种水平集分割方法，该方法将图像的对比度和梯度信息加入水平集能量中，通过对能量项的最小化来对肺结节进行分割，对直径大于 12 毫米的肺结节分割效果较好。Kostis 等人提出了一种基于三维 CT 图像强度和形态学的肺结节分割方法，实现了对小结节和高对比度结节的有效分割。在血管粘连型肺结节中存在血管的干扰，分割时可能会出现边缘泄露或漏分割现象。因此，许多学者对此进行了深入的分析研究。Okada 等人研究了血管牵拉和肺壁牵拉型肺结节的分割，采用各向异性结构的三维形态学开运算和高斯拟合约束的 Mean-Shift 来提高肺结节的分割效果。Qi 等人采用二维光线投射和线性拟合法对血管粘连型肺结节进行分割。该算法在分割结节时，需要用户选择和确定一个最优的结节区域作为分割的种子点，并且难以保证对血管粘连型肺结节分割效果的再现性。Sun 等人提出了一种非参估计的 Mean-Shift 技术对三维肺结节进行分割。该方法首先采用区域生长法和带宽选择定理粗略确定 Mean-Shift 中的带宽大小，然后利用 K-L 散度规则和多尺度分析得出最优带宽，最后将其引入 Mean-Shift 聚类中对磨玻璃、血管粘连型等肺结节进行了分割。该方法对带宽的选择比较敏感，在分割时，需要针对不同的结节大小确定不同的带宽。此外，Sun 等人还进行了进一步研究，首先计算结节图像中像素点的流熵和测地距离特征，然后将其引入 K-means 方法中对血管粘连型肺结节进分割，该方法分割结果的再现能力也比较差。Guanglei 等人提出了一种新的血管粘连型肺结节分割方法，该方法首先利用三维射线投射法对结节表面信息进行提取，然后通过三维距离变换法来提高分割结果的再现性，同时最小化了人工选取种子点对分割结果的影响，取得了一定的分割效果。Yan-hua R 等人提出了一种 3D 连通区域增长的方法，利用自适应阈值选取种子点，使用 3D 连通区域标记得到肺实质，再通过形态学方法去除气管等噪声并生成最终的肺实质掩膜进而分割出肺实质图像，具有较好的分割效果，但对有胸膜牵拉特征的肺实质图像处理效果一般。Luo X 等人使用了一种改进的主动轮廓模型算法，人工手动圈出初始轮廓，能够半自动地分割出序列 CT 图像中的肺实质图像边缘，具有较好的分割效果，但同时也很耗时。

在肺结节的特征描述方面，Lee 等提取候选结节的球形度、紧凑度、狭长度等全局形状特征区分真、假阳性结节。Messay 等分别提取了基于灰度直方图的灰度均值、方差、峰度和偏斜度组成特征向量，用于真、假阳性结节分类。Dalal 提出方向梯度直方图(histogram of oriented gradient，HOG)并将其应用于人脸检测等领域，具有较好的效果。Skibbe 等提出基于概率密度函数的 HOG 算子，用于检测 3D 球形物体。Mikolajczyk 对比分析了 SIFT 及其变种在提取图像特征上的优势。

尽管目前已有许多学者对血管粘连型肺结节图像的分割算法进行了研究，但这些方法大多需要人工交互，手动标定分割的种子点，难以实现结节的自动化分割，结果存在不稳定性。在 CT 图像内，结节与血管之间呈现出较高的灰度相似性，血管横切面的类圆形在结节分割时也具有很大的干扰性。如何自动、准确地对血管粘连型肺结节进行分割，防止边缘泄露，仍然是一个有挑战的难题。

1.2.2　肺结节图像分类诊断现状

在肺结节图像的分类诊断方面，传统方法主要是通过对疑似病变区域图像特征进行表示，然后再选择一定的机器学习分类模型对病变组织进行分类诊断。不同性质的肺结节存在细节上的差异性，导致了其特征的多样性，目前，研究人员主要从形态特征、生长速度特征、纹理特征和综合特征几个方面来综合判断感兴趣区域的性质。但是，特征并不是越多越好，过多的特征会导致分类器的规则过于复杂，在训练的过程中则要消耗大量的资源，并且有些特征反而会导致诊断性能下降。因此，提取并选择有效的特征和分类器成为专家学者研究的重点。Kawata 等采用模式匹配的方式诊断病变区域的性质，他们建立了一个含有 143 个肺部影像信息的数据库，首先对这些疑似肺结节提取形状特征、内部结构和边界信息。在进行诊断时，只要对选定的疑似区域计算其相关特征，然后与数据库中存储的数据进行相似度的比较，如果与恶性肺结节的相似度高就可以认为该区域是恶性肺结节。Messay 等将特征从二维衍生到三维，共提取 245 个肺结节特征，选取了其中的 60 个特征用于 Fisher 线性判别分析。Polat 等提出了一种结合主成分分析法(PCA)的肺癌自动诊断系统,系统使用 PCA 将特征空间进行降维,然后将模糊权重机制用到人工免疫系统中对特征数据进行分类,最终整个系统获得了较高的分类准确率。梁琰等从肺结节医学征象如空洞、毛刺和钙化等特征入手,通过这些特征对应提取肺结节图像上的灰度特征、形态特征以及纹理特征等。Aoyama 等在提取肺结节的灰度、边缘和形态特征等影像特征的基础上结合临床特征,使用线性判别分析(LDA)算法识别肺结节的良恶性。Chen 等人根据肺结节的轮廓、形状、边缘、内部特征,并结合患者的年龄、性别、血痰史,利用人工神经网络与多变量的 LR 分别对肺结节进行良恶性判断。虽然 LR 模型不需要考虑样本的各个特征之间是否有相关性,但该模型在解决非线性问题时效果较差。Peña 等人提取了肺结节图像的直方图等 16 维特征,然后将优选的 8 维特征用 SVM 模型对肺结节进行分类。Jing Z 等人提出了一种混合分类方法,首先对结节的特征进行提取,接着计算纹理特征将血管排除,最后利用 SVM 和基于规则系统相结合的方法对候选感兴趣区域进行分类,其中包含 50 个结节和 204 个非结节,取得了 84.39% 的敏感度。Keshani M 等人使用 SVM 对提取到的肺结节的 2D 随机特征和 3D 解剖特征进行分类,分类结果的敏感度为 89%。SVM 计算所需的开销较大,可能存在过拟合现象。Zinovev 等人利用信念决策树与 AdaBoost 相结合的集成学习方法,对提取到的肺结节底层特征进行良恶性预测。Dolejsi 等提出了一种基于形态学操作和过滤的计算机辅助诊断系统,使用 AdaBoost 对提取到的肺结节特征进行分类,可以达到 89.62% 的敏感度和 12.03% 的假阳性率。虽然 AdaBoost 不会出现过拟合现象,但训练时间较长,初始的弱分类器的性能对最终的结果影响较大。以上的分类诊断方法对结节特征的提取均采用了人工设计的方法,可以获得多维肺结节的灰度、形状、边缘、形态以及患者的临床等特征。此外,不同的分类方法在性能方面也存在一定的差异。因此,基于传统机器学习算法的 CAD 模型在肺结节的特征提取、筛选以及分类方面仍存在一定的局限性。

近年来,深度学习框架在图像处理方面呈现出优异的性能,受到许多研究者的青睐。深度学习技术通过学习训练图像低层特征形成更加抽象的高层特征,以发现图形图像的分布式特征,而不用经过一系列复杂的图像预处理过程以及特征提取和选择。目前,在医疗诊断中深度学习技术得到广泛应用,Suk 首次将深度学习技术用于阿尔茨海默病的计算机辅助诊断系统，该系统将通过栈式自编码技术学习得到的特征和原始底层特征组合成一个特征向量，将特征向量输入多任务支持向量机中进行学习训练，最终实验结果显示该模型在阿尔茨海默病和轻度认知障碍方面取得了理想的分类准确率。Abdel-Zaher 等将无监督的深度信念网络（deep belief network，DBN）和有监督的 BP（back propagation）神经网络结合，提出一种用于乳腺癌的检测机制，该系统首先是采用无监督方式进行预训练，最后通过有监督的方式进行参数微调。Abdel-Zaher 用威斯康星州乳腺癌数据库对该系统进行验证，取得 99.68% 的准确率。Hua 等首次尝试用卷积神经网络（convolutional neural network，CNN）和深度信念网络来诊断 CT 图像中的肺结节，他们分别使用卷积神经网络和深度信念网络对肺结节图像提取抽象特征，然后对抽取的特征进行诊断并且与传统的人为定义的 SIFT、LBP 和 Fractal 特征的诊断性能进行比较，实验表明，基于深度学习技术的计算机辅助诊断系统的诊断性能要优于传统的基于手动特征提取的计算机辅助诊断框架的诊断性能。Jia 等使用多尺度自编码网络来提取不同尺度的肺结节图像特征，然后将提取的特征输入支持向量机中进行分类诊断。Setio 等首先将肺结节从序列图像中分割出来进行三维重建，然后对三维立体的肺结节从 9 个不同的视角进行切割，将 9 幅切割面的图像输入卷积神经网络，并将神经网络的输出结果进行融合得到最后的分类。Shen 等使用多尺度卷积神经网络去抓取肺结节图像中具有区别性的特征，实验表明多尺度卷积神经网络不仅能够捕获肺结节的有效特征而且具有较强的抗噪性，最终在肺结节分类方面得到 86.84% 的识别效果，优于传统的基于纹理特征的诊断性能。Wei 等人提出多尺度卷积神经网络的层次学习框架，从交替堆叠层提取到了肺结节可区分的异质特征。实验中采用 LIDC-IDRI 中的未分割肺结节图像证明了该方法的可行性。Setio 等人基于多视角卷积神经网络构建了一个肺结节检测系统，该系统组合了三个检测器对固体、亚固体和大体积的肺结节进行检测。该系统提取了来自不同角度的结节二维切片，然后将各个角度的分类结果进行融合并做出决策，最终结果的灵敏度达到了 85.4%。因此，基于深度学习的分类框架逐步成为一种高效的肺结节诊断手段。

1.2.3　医学图像检索现状

由于哈希检索方法只需要较少的存储空间，但是却拥有较快的检索速度，因此哈希检索方法近年来受到了越来越多学者的关注，同时哈希检索方法可以运用到图像检索以及一些其他的图像识别领域。

　　传统医学图像检索方法可以分为：无监督检索方法和有监督检索方法。无监督检索方法主要针对没有标记的图像数据进行哈希函数的设计，同时无监督检索方法可以进一步细化为数据独立型检索方法和数据依赖型检索方法。其中，具有代表性的数据独立型哈希检索方法是局部敏感哈希（locality sensitive hashing，LSH）方法，该方法主要通过随机线性映射方式将输入数据映射成为二值码形式。LSH 的核心思想是通过哈希函数将原始空间中相邻的两个空间点映射到新的空间并使其仍然保持相邻。这种思想已经广泛应用于网页去重、文档相似、图像检索、指纹匹配以及音乐检索各个领域。基于核函数的局部敏感哈希（kernelized locality sensitive hashing，KLSH）属于 LSH 的改进算法，其相似度度量函数可以选择任意的核函数。谱哈希（spectral hashing，SH）是 2008 年 Yair Weiss 等人提出的，其核心思想是引入拉普拉斯矩阵对高维数据集进行谱分析，该方法假设数据多维分布是均匀的。SH 是一种典型的数据依赖型哈希方法，通过设计有效的映射方法来保持样本之间的相似性进而生成紧凑的二值码。迭代量化（iterative quantization，ITQ）使用量化方法来进行哈希方法的实现。ITQ 是 2011 年 Gong Y 和 Lazebnik S 提出的，算法主要包括特征投影和旋转迭代两大部分，其中特征投影主要是使用主成分分析法。与无监督检索方法不同，有监督检索方法主要通过充分利用监督信息，即数据的标签，保证检索方法的顺利进行。Liu 等人提出了核监督哈希（kernel-based supervised hashing，KSH）方法，其主要思想是将样本数据通过核函数映射为紧凑的二值码，同时该二值码可以保持相似数据之间有较小的汉明距离而相异数据之间有较大的汉明距离。Norouzi 等人提出了一种最小化损失哈希（minimal loss hashing，MLH）方法，该方法主要利用成对数据关系来生成具有相似性保持的二值码。二进制重构嵌入（binary reconstructive embeddings，BRE）较 KSH 的优化目标又多了一个原始空间的欧氏距离，该方法是优化欧氏距离与汉明距离的平方误差。虽然在基于传统检索方法进行医学图像检索的领域已经取得了很好的成绩，但是使用传统方法进行图像哈希检索主要针对一些图像的几何特征，而这些几何特征在医学数据量不断增大和复杂化的今天并不能很好地表征图像的关键特征，因此有必要结合新技术新方法，不断更新图像哈希检索方法，以获得预期的效果。

在图像检索领域，深度学习技术已经得到了广泛的应用，并取得了较好的效果。其中，结合哈希技术进行深度图像检索的方法也得到了很好的优化运用，这些方法即通常所说的深度哈希方法。而与深度学习网络相结合的哈希检索方法可以在一个深度网络中同时实现图像特征的提取和哈希编码的有效学习，相比传统的哈希方法具有更好的检索效果。早期的深度哈希算法中，特征学习与哈希函数是分开进行的，直至卷积神经网络哈希的出现。2014 年，卷积神经网络哈希（convolutional neural network hashing，CNNH）由 Xia R 等人提出，该算法首次将特征学习与哈希函数学习通过卷积神经网络同时进行。CNNH 算法包含两个阶段：第一，哈希编码学习，通过分解样本相似矩阵得到样本对应的哈希编码；第二，哈希函数学习，以第一阶段学习到的哈希编码以及样本所对应的类别标签作为监督信息，训练神经网络从而得到哈希函数。在该算法中，第二阶段的学习无法为第一阶段提供反馈信息，因此不是一种端到端的学习方法。卷积神经网络哈希不能同时进行特征学习和哈希编码学习，具有一定的局限性。Lai 等人提出了结合深度神经网络的有监督哈希方法，通过深度神经网络直接将图像信息映射成为研究所需要的哈希编码，同时，他们提出的 NINH（network in network hashing）方法则在同一个网络结构中通过设计三元组损失函数来捕捉图像的相似性信息，较之前的深度哈希方法有了很大的改进和提高。Zhao 等人则提出了一种基于哈希技术的深度语义排序方法，用以在学习哈希函数的同时保持语义空间中多标签图像之间的多级相似性。Wang 等人提出了结合正交正则化技术的深度多模态哈希方法（deep multimodal hashing with orthogonal regularization，DMHOR）进行多模态数据的处理。周书仁等人在结合卷积神经网络和哈希算法构建深度网络框架的同时提出了一种多尺度融合池化方法（multi-scale fusion pooling，MSFP），通过融合图像中多种尺度的区域信息进而提升了网络的检索性能，在此过程中明显地减少了网络参数。2015 年，Lai 等人提出了深度神经网络哈希（deep neural network hashing，DNNH），与 CNNH 相比，该算法略去了监督信息中哈希编码的学习，直接将图像的相似对与不相似对作为监督信息，其目标是使不相似对之间的距离大于相似对之间的距离。该算法是一种端到端的学习方法，但是在标记相似对与不相似对时具有较大的人为主观性和工作量，因此仍具有一定的局限性。同年，

Lin 等人也提出了一种端到端的深度哈希算法,即二进制哈希编码深度学习(deep learning of binary hash codes,DLBHC),该算法直接使用数据集的类别标签信息,不需要进行相似与不相似的三元组标记,减少了前期的人工标记工作量。此外,该算法还提出了一种由粗到细的分级检索策略,在加快检索速度的同时也保证了检索精度。

无论是早期的数据独立哈希还是目前的数据依赖哈希,其目的都是构造一个能够将高维特征压缩为低维紧凑的哈希函数,并且最大化保留相似性。由于数据依赖哈希依据数据学习哈希函数,因此可以使用较短的哈希编码完成特征表示。随着深度学习的发展,基于深度学习的哈希算法也被提出。该算法不需要人工抽取特征,所得到的哈希编码也具有更好的表达能力,因此在许多应用上的效果要优于传统的哈希算法。

1.3　本书的研究内容

本研究依托国家重点实验室开放基金、国家自然科学基金、中国博士后科学基金面上项目和山西省自然科学基金面上项目,主要工作分为以下四个方面:

(1)在肺结节图像二维分割方面,提出了一种基于信息熵和联合向量的 LBF 活动轮廓模型的自动分割方法,该算法主要是针对血管粘连型肺结节的分割而提出的。在胸部 CT 扫描图中,血管和肺结节所呈现的灰度值差异很小,分割时易出现边缘泄露现象。血管横切面的类圆形在结节分割时也会产生很大的干扰,同时还需要人工手动设定分割的种子点,难以实现结节的自动化分割。因此,本书所提方法充分结合 PET 和 CT 扫描技术,首先根据 PET 图像的 SUV 值获取肺结节感兴趣区域,并采用自动阈值迭代法粗略构建结节的初始轮廓,然后根据 PET-CT 双模态图像中的 SUV 信息熵和灰度联合向量对 LBF 模型的能量泛函进行改进,驱使轮廓曲线的演化可以准确地停止在肺结节边缘处,实现对血管粘连型肺结节的有效分割。

(2)在肺结节图像三维分割和检测方面,在二维 CT 图像中,血管和结节都呈现类圆形,且密度和 CT 值等属性都极为相似。在肺结节检测结果中,往往会有很高的假阳性,影响肺结节的检测准确率。为此,本书提出了一种基于多尺度增强滤波器和 3D 形状特征的肺结节自动检测方法。首先利用阈值迭代和种子点的区域增长算法实现肺实质图像的分割，然后构建两种多尺度增强滤波器分别用于增强结节和血管图像，并去除结节图像中的大部分血管图像，得到疑似结节图像，接着提出了一种新的肺结节特征描述子，并提取了疑似结节的特征；最后采用 SVM 分类器进行肺结节的分类。

（3）在肺结节图像的诊断与分类方面，由于极限学习机算法不需要参数微调，因此基于极限学习机的自编码网络的训练速度要比基于 BP 网络的自编码网络的训练速度快，但是网络的诊断性能不输 BP 网络。为此，本书采用基于极限学习机的分层框架对肺结节图像进行诊断，该分层框架主要分为两个部分：①采用无监督的多层编码方式对肺结节图像进行特征提取，这样可以得到肺结节的高层特征信息；②将学习后的肺结节特征信息作为单隐层极限学习机的输入对结节进行诊断分类。

（4）在肺结节相似图像快速检索方面，肺结节 CT 图像检索主要通过嵌入哈希层的深度神经网络提取哈希编码，并将其直接作为索引地址进行线性搜索。随着数据量增加以及图像表达趋于复杂化，该方法检索效率依然低下，本书提出了一种基于哈希特征的多索引哈希检索算法。首先对深度哈希方法生成的肺结节 CT 图像哈希编码进行划分和构建多索引表，其次通过抽屉原理思想设计查询算法，最后对整个索引算法进行复杂度分析和实验验证。

1.4 各章节结构安排

第 1 章 绪论。本章主要介绍了本书研究的相关背景和意义，阐述了深度学习技术在肺结节图像二维、三维分割、诊断分类、相似性图像检索等领域的应用，并对本书的研究内容与各章节结构安排进行了介绍。

第 2 章 基于信息熵和联合向量的 LBF 模型的肺结节分割。为了实现对血管粘连型肺结节的自动、准确分割，防止出现边缘泄露现象，在研究 PET 和 CT 图像的基础上，结合了肺结节 PET 图中 SUV 信息熵和灰度联合向量，本章提出了一种改进的 LBF 模型分割算法。经过实验对比分析，验证了该方法对血管粘连型肺结节分割的有效性和稳定性。

第 3 章 基于多尺度增强滤波器和 3D 形状特征的肺结节检测。针对在肺结节的计算机辅助检测系统中，检测结果往往会存在较高的假阳性，本章充分分析结节和血管在三维图像中形状结构的差异性，提出了一种基于多尺度增强滤波器和 3D 形状特征的肺结节自动检测方法，能够有效地降低假阳性，提高检测准确率。实验结果表明，本章提出的方法可以有效地降低检测结果的假阳性，提高肺结节检测的准确率。这也进一步表明本章提出的肺结节特征描述子是有效的，可以用作区分结节和血管的依据。

第 4 章 基于分层极限学习机的肺结节自动诊断方法。本章阐述了自编码网络与极限学习机的基本原理，将两者结合提出基于分层极限学习机的孤立性肺结节分类方法。最后从实验的角度验证该方法在肺结节诊断方面的有效性。

第 5 章 基于深度多索引哈希的肺结节相似图像快速检索。本章主要阐述基于哈希特征的索引构建，首先针对将哈希特征直接作为图像内存地址进行分析，说明存在的问题；其次针对所提取的哈希特征进行预处理，并通过划分思想对其完成索引构建；再次根据所构建的索引结构设计查询策略；最后对该索引算法进行复杂度分析并验证该算法的高效性。实验结果表明本章的算法在维持精度基本不变的前提下有效降低了检索代价。

第 2 章　基于信息熵和联合向量的 LBF 模型的肺结节分割

在 CT 影像中，肺结节是肺内类球状的异常组织，位于复杂的胸腔结构中。各种大小、形状的组织(如：胸壁、血管等)都可能附着在肺结节上，妨碍结节的检测和分割。根据结节与肺周围结构的位置关系，肺结节可分为三种主要类型：孤立型肺结节、血管粘连型肺结节、胸膜牵拉型肺结节，其中，血管粘连型肺结节是发病初期最常见的征象。由于血管中红细胞营养物质丰盛，为肺结节的生长提供了很好的代谢基础。因此，血管粘连型肺结节属于肺恶性肿瘤的概率非常高。尽早对血管粘连型肺结节图像进行分割和诊断是治疗肺癌的关键，可以大大降低患者的致死率。但是，由于血管粘连型肺结节中存在血管的干扰，与孤立型肺结节和胸膜牵拉型肺结节相比，对此类型的肺结节分割难度是最大的，分割时极易出现欠分割或边缘泄露等情况。因此，本章基于 PET 和 CT 图像对血管粘连型肺结节的分割进行了研究。

2.1　基础理论与方法介绍

2.1.1　现代医学影像技术

1. 计算机断层扫描显像原理

计算机断层扫描成像是用 X 线束对人体某部位一定厚度的层面进行扫描，探测器在接收到没有被人体吸收的 X 线后将 X 线转变为光信号，再由光信号转变为电信号，最后经模拟数字转换器转为数字信号输入计算机形成图像。计算机将扫描层面分成体积相同的长方体，称之为体素。通过计算每个体素对 X 线的吸收系数，将得到的系数值排列成数字矩阵，再经过模拟数字转换器把数字矩阵中对应的值转为灰度不等的像素，并按矩阵排列，即构成 CT 图像。不同 CT 装置所得图像的像素大小及数目不同。每个像素的大小可以是 1.0×1.0mm，0.5×0.5mm 不等；每张 CT 图像分辨率可以是 256×256 像素，或 512×512 像素。显然，图像越细致、分辨率越高的像素尺度越小，数目越多。本章所使用的 CT 图像的分辨率是 512×512 像素。肺部 CT 图像反映的是肺部横截面上的信息，要想准确无误地判断肺部是否存在病变，必须综合考虑整个肺部 CT 扫描的图像序列。

人体器官和组织对 X 线的不同吸收程度会导致 CT 图像上像素灰度值的不同。灰度值越低表示该区域对 X 射线吸收程度低，在 CT 图像上的成像是黑影，比如含有气体的肺部；灰度值越高表示该区域对 X 射线吸收程度高，在 CT 图像上的成像是白影，如骨骼。CT 较 X 线图像具有较高的密度分辨力，可以更好地显示由软组织构成的器官，如脑、纵隔、肺、肝、胆等，并在良好的解剖图像背景上显示出病变的影像。因此，即使肺部软组织的密度差别很小，但是还是能够形成对比而成像，如图 2-1 所示，肺实质部分在 CT 图像上呈现黑影，肺结节在 CT 图像上呈现白影。这是 CT 的突出优点。在 CT 医学应用中，通常将组织对 X 线的吸收系数转换成 CT 值来说明其密度的高低，单位为 Hu（Hounsfield unit），其定义如公式(2-1)所示。

$$CT = \frac{\mu - \mu_\omega}{\mu_\omega} \times 1000 \tag{2-1}$$

其中，μ 和 μ_ω 分别表示人体组织的吸收系数和水的吸收系数，水的吸收系数为固定值。根据计算结果，空气的密度最低，CT 值定为 -1000Hu，人体各器官组织的 CT 值位于 -1000~1000Hu 之间，骨骼的 CT 值是最高的。正常情况下，人体各器官组织的 CT 值都有固定的范围，如表 2-1 所示，不同组织的 CT 值通常所处的范围不同，但是偶尔有交叉的情况。CT 图像是层面图像，常用的是横断面。为了显示整个器官，需要整个肺实质的序列图像，通过三维重建技术重建出整个肺实质部分，利用三维切割技术进行冠状面和矢状面切割，从多角度观察组织和病变的关系。

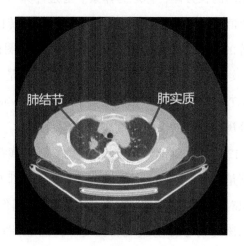

图 2-1　肺部 CT 切片

表 2-1 人体组织 CT 值

肺	脂肪	水	脑脊液	软组织	肝	脾	肾	钙化
−300~−500	−50~−120	0	0~10	30~50	50~70	40~60	30~50	>80

2. 正电子发射断层扫描显像原理

正电子发射断层扫描成像(PET)是核医学领域比较先进的临床检查影像技术。PET 显像机制是：将含有放射性同位素标记的示踪剂注入人体内，同位素的放射程度在一定程度上反映了人体某个特定器官的代谢情况，通过检测目标组织同位素的放射程度从而反映该器官代谢是否正常。临床上，PET 显像最常用的示踪剂是氟代脱氧葡萄糖(^{18}F-FDG)，由于癌变细胞比正常的组织细胞代谢旺盛，细胞代谢必然会消耗葡萄糖，将 ^{18}F-FDG 作为同位素的示踪剂，这样癌变细胞必然会消耗大量的糖类，葡萄糖必然也会聚集于癌变细胞组织中，利用这样的病理学原理，将带有正电子的 ^{18}F-FDG 注入人体中，最终集聚了大量 ^{18}F-FDG 试剂的癌细胞必然会显示为高辐射能量。放射科医师根据组织摄入示踪剂单位的多少来判断肺结节的良恶性。标准摄取值(standard uptake value，SUV)用来反映局部组织摄取的显像剂的放射性活度与全身平均注射活度的比值，SUV 值越大，组织摄入能力越大。目前，SUV 已经被广泛用于肿瘤良恶性鉴定以及预测。SUV 的计算公式如(2-2)所示。

$$SUV = \frac{\text{tissue concentrastion}}{\text{injected dose/body weight}} \qquad (2\text{-}2)$$

其中，tissue concentrastion 为病灶的放射性浓度，injected dose 为注射剂量，body weight 为患者的体重。人体不同器官的代谢水平会有不同。同一器官内不同病变组织的代谢水平也会不同，一般肿瘤会有较高的代谢，这一特征是用于肿瘤诊断的基础。PET/CT 将 PET 技术和 CT 技术结合在同一设备上，这样能够更加精确地对病变区域进行定位和定性，并且对小病灶具有较高的灵敏度。图 2-2 展示的是肺部 PET/CT 图像，其中在左边的 CT 图像中可以明显地看到右肺叶中存在结节，对应到 PET 图像中同样的位置呈现出高亮，表明该位置组织的 SUV 值要高于周围组织，这样医师会根据 SUV 值的大小判定该结节为恶性的概率。

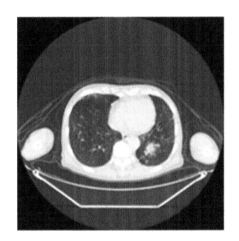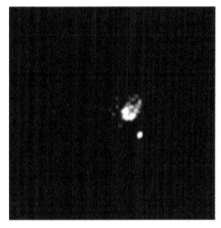

图 2-2　肺部 PET/CT 图

2.1.2　医学图像分割法

医学图像是区别于常规图像的一类特殊图像。在成像时，医学图像极易受到外界因素的干扰，如噪声、器官运动、磁场偏移、金属伪影以及在不同的人体中组织结构和位置的差异等，导致部分图像中的感兴趣组织对比度下降，边缘部位具有一定模糊和不均匀性, 因此, 医学图像的精确分割是一项极具特殊挑战意义的科研任务。医学图像的分割对结果的完整性和精确性要求一般较高, 通常在初步成像结束后, 还需要利用一定的技术手段对结果进行相应的处理, 才能呈现出清晰、可辨的感兴趣组织。目前, 对不同组织图像的分割, 适用的技术手段也存在一定的差异, 需要根据特定的场景和需求选择一种最优的方法。在实际应用中, 不同的分割算法在算法实现时, 所依赖的图像中的特征也有很大的差别, 总的来说可以分成几大常用的类型: 基于区域的方法(如区域生长、阈值分割法等)、基于能量的方法(如活动轮廓模型)、基于边缘的方法(如并行微分算子法等)以及其他方法。本章主要涉及阈值分割法以及活动轮廓模型等分割方法。

1. 阈值分割法

阈值分割法是最基础的分割算法之一。其核心思想是: 假定目标和背景区域内像素都具有某种相同的属性, 同一区域内的属性值比较相近, 不同区域间的属性值相差较大。反映在图 2-3 的直方图上, 可以看出目标和背景(即区域 1 和区域 2)的属性值对应各自的波峰, 如果在双峰之间的波谷上选择合适的一点作为分割阈值 T, 就可以将图像划分为不同的子区域。一般情况下, 阈值分割所依赖

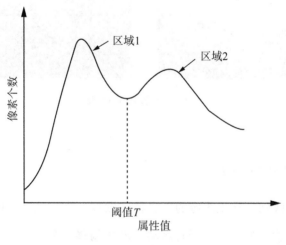

图 2-3 双峰值直方图

的属性可以是图像的灰度、颜色、梯度等特征。该算法的关键就是选择一个合适的分割阈值，阈值选择越合理，图像的分割效果越好。阈值分割法可以细分成 2 种，即单阈值法和多阈值法，这两种方法可以分别将图像分成两部分和多部分。另外，在多阈值法中还需要设置一个标记位，以此来对不同的部分进行相互区分。

此分割法实现起来比较简便，内存消耗较小，分割速度快，不同区域间所选取的属性值差别越明显，产生的分割效果越好。然而在医学图像中，不同的组织间有交叉重叠现象，区域间的特征值差异也不是太明显。图像中同时还可能会有噪声、伪影等干扰因素的影响，所以利用阈值分割法对医学图像进行分割，其效果不是很理想，通常会被用来作为图像分割的一种预处理手段，为后期的主要分割操作奠定一定的基础。

2. 活动轮廓模型

活动轮廓模型(active contour model，ACM)是一种以严谨的数学推理和曲线演化方程为基本理论的图像分割技术，其结果能够达到亚像素级精度。该模型的核心思想是在二维空间下，在目标区域的附近对一条封闭的曲线 C 进行初始化，然后根据待分割目标的性质，赋予曲线 C 一个能量函数，通过对该能量函数的最小化求解，驱使曲线 C 不断形变和位移，使得曲线 C 无限逼近目标边缘，从而实现分割。一般可以将 ACM 分为两类：一类是参数活动轮廓模型(parametric active contour model，PACM)，另一类是几何活动轮廓模型(geometric active contour model，GACM)。

(1)参数活动轮廓模型

Kass 等人提出的 Snake 模型是一种典型的 PACM 模型，该模型定义了一条二维空间下的原始曲线 $v(s)=(x(s)，y(s))，s\in(0，1)$，根据以下泛函公式对该曲线赋予能量：

$$E_{\text{Snake}} = \int_0^1 \left\{ \frac{1}{2} \left[\alpha(s) \mid v'(s) \mid^2 + \beta(s) \mid v''(s) \mid^2 \right] + E_{\text{ext}}(v(s)) \right\} \mathrm{d}s \qquad (2\text{-}3)$$

其中，$\alpha(s)$ 和 $\beta(s)$ 分别表示弹性和刚性系数，在实际中的取值一般为常量。$E_{\text{ext}}(v(s))$ 表示曲线的外部能量，演化时起到了调节曲线平滑度的作用。图 2-4

显示了该模型曲线迭代演化的三个主要过程。其中实线为目标的实际边界，虚线为 Snake 曲线。从初始状态 2-4(a)开始，通过对曲线的能量泛函最小化求解，经过若干次重复迭代，可以无限逼近目标的实际边界，如图 2-4(b)所示。当能量泛函达到最小值时，曲线停止演化，如图 2-4(c)所示，此时就可以将目标物体分割出来。

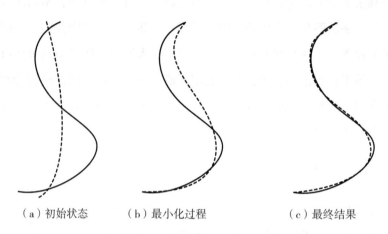

（a）初始状态　　　（b）最小化过程　　　（c）最终结果

图 2-4　Snake 模型能量最小化示意图

（2）几何活动轮廓模型

针对 PACM 不能对拓扑曲线进行有效分割的问题，Caselles 和 Malladi 等人将曲线演化和水平集理论引入图像分割中，提出了 GACM 模型。该模型将二维平面上的待分割图像拓展到三维空间，利用水平集函数 $\phi(x, y, t)$ 表示所要分割的目标曲线 C，即 $C(t) = \{(x, y) \mid \phi(x, y, t) = 0\}$。当曲线发生拓扑结构变化时，演化过程与曲线参数相互独立，因此可以很好地解决 PACM 中曲线的拓扑变化。演化方程如下所示：

$$\frac{\partial \phi}{\partial t} = g(x, y) \mid \nabla \phi \mid \left[V_0 + \text{div}\left(\frac{\nabla \phi}{\mid \nabla \phi \mid}\right) \right] \tag{2-4}$$

GACM 通过 $g(x, y)$ 函数来判断演化的曲线是否演化到在目标的边缘上。水平集的演化如图 2-5 所示。其中，图 2-5(a)中的 C 表示二维平面内的曲线，对应于图 2-5(b)中锥体与 $x - y$ 相交的线。锥面随着函数 $\phi(x, y, t)$ 值的变化而不断变形，完成曲线 C 的演化。

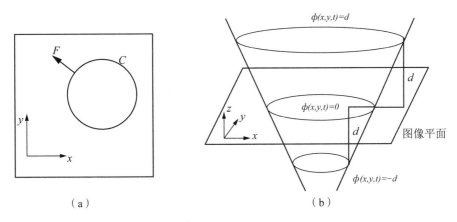

（a）   （b）

图 2-5   水平集的演化示意图

2.2   方法描述

本书提出的肺结节分割方法的主要思想如下：首先根据 PET 图像的 SUV 特征，获取待分割肺结节的感兴趣区域，然后利用自动阈值迭代法完成对肺结节的初始轮廓的构造；接着采用基于信息熵的 LBF 活动轮廓模型，充分利用 PET 和 CT 图像的特征，计算 SUV 信息熵和 PET-CT 的灰度联合向量，对轮廓曲线进行演化，完成对血管粘连型肺结节的分割。基于上述思想，本书提出的肺结节分割算法示意图如图 2-6 所示。

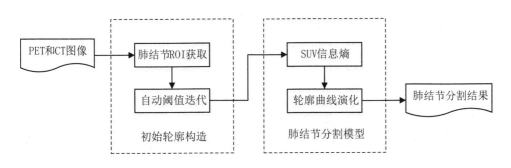

图 2-6   肺结节分割算法示意图

2.2.1　初始轮廓构造

基于活动轮廓的肺结节分割算法首先要对目标区域进行初始轮廓构造，然后再对轮廓曲线进行演化，完成目标的分割。传统初始轮廓的构造通常需要人工手动标注。然而在肺结节分割中，医师很难通过肉眼对 CT 图像中的肺结节进行准确辨识和手动标注。一方面由于在常规 CT 图像中，肺结节在图像中所占比例较小且比较模糊，另一方面也降低了对肺结节分割的自动化程度。因此，本书利用了 PET-CT 图像中多种特征信息进行肺结节图像初始轮廓的构造。首先，根据 PET 图像的 SUV 特征获得待分割肺结节的感兴趣区域（region of interest，ROI），然后利用自动阈值迭代法对肺结节图像初始轮廓进行构造。

1. 肺结节 ROI 获取

为了缩小结节分割的范围，在初始轮廓构造之前需要确定肺结节的 ROI。首先，我们对 PET 和 CT 图像进行预处理，利用 Otsu 阈值与形态学开运算操作方法对肺实质进行分割。由于在 PET 图像中，结节区域的代谢比较旺盛，其对应的 SUV 值也较大。根据这一特点，接着计算出 PET 图像肺实质区域中 SUV 值最大的像素点 O，然后以该点为圆心，构建一个以 R 为半径的圆形模板，最后将其配准到 CT 图像中作为肺结节的 ROI。通常情况下，肺结节的直径范围在 3~30mm，为了避免 ROI 选取过小，导致部分病灶区域的遗漏，本书将半径 R 设置为 30mm。肺结节 ROI 提取如图 2-7 所示。

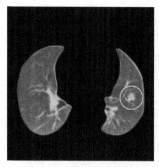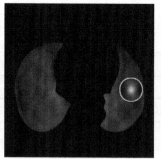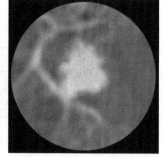

(a) 肺实质CT图像　　　　　(b) 肺实质PET图像　　　　　(c) 肺结节ROI

图 2-7　肺结节 ROI 提取

2. 自动阈值迭代法

对于肺结节初始轮廓的构造不需要有很高的精确度，只要有较高的执行效率即可。通过阈值分割算法可以大致确定肺结节的初始轮廓，且具有较高的分割效率。阈值分割的思想是利用图像的灰度信息，手动设定一个固定阈值来进行分割。由于不同的肺结节图像的灰度信息各有差异，难以选择一个合适的全局阈值来达到理想初始轮廓，因此本书采用了自动阈值迭代的方法来构造肺结节的初始轮廓。该方法的基本步骤如下：

步骤1：据公式(2-5)设置初始阈值 T，其中 G_{max} 和 G_{min} 分别表示 CT 图像中灰度的最大值与最小值：

$$T = \frac{(G_{max} + G_{min})}{2} \tag{2-5}$$

步骤2：利用初始阈值 T 分割 ROI 图像，获得两个像素集 B (background region) 和 N (nodule region)。

步骤3：分别计算出两个像素集 B 和 N 中的灰度均值 μ_b 和 μ_n。

步骤4：根据下述公式，重新计算分割阈值：

$$T = \frac{\mu_b + \mu_n}{2} \tag{2-6}$$

步骤5：重复步骤4，直到相邻两次迭代阈值的差值小于预定的参数 λ，即 $|T_n - T_{n-1}| \leqslant \lambda$。其中，$T_{n-1}$ 表示迭代 $n - 1$ 次后的阈值，T_n 表示迭代 n 次后的阈值。

经过多次迭代后，得到了最优灰度阈值 T。然后根据公式(2-7)对 CT 图像 $I(x, y)$ 进行二值化操作。

$$I_{bin}(x, y) = \begin{cases} 1, & I(x, y) \geqslant T \\ 0, & I(x, y) < T \end{cases} \tag{2-7}$$

$I_{bin}(x, y)$ 表示二值化后的 CT 图像。通过以上方法得到的肺结节初始轮廓可能存在局部边缘锯齿或内部噪声点。因此，本书采用数学形态学开、闭运算对分割出的区域进行边缘平滑和内部填充处理。由于 ROI 区域中组织结构繁多且存在一定的噪声影响，经过上述一系列的操作，很可能获取到了 ROI 区域中部分干扰物的轮廓。所以，我们对获得的若干个区域的面积进行计算，选择其中最大面积区域的轮廓进行边缘检测，作为后续分割模型的初始轮廓。结果如图 2-8 所示。

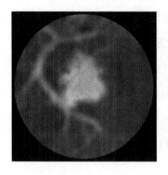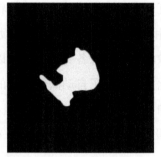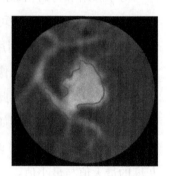

　　(a)肺结节 ROI　　　　　　　(b)二值化的 CT 图像　　　　　　(c)初始轮廓

图 2-8　初始轮廓构造的结果图

2.2.2　基于信息熵和联合向量的 LBF 活动轮廓分割模型

1. LBF 活动轮廓模型

为了解决传统的活动轮廓模型对噪声图像及灰度不均匀图像分割欠佳的问题，Li 等人提出了局部二值拟合(local binary fitting，LBF) 活动轮廓模型。该模型从区域可变的局部拟合能量入手，对活动轮廓模型的能量泛函重新进行了定义。给定一个待分割图像 I，C 为图像中封闭的初始轮廓，将图像分成两部分：$\Omega_1 = \text{inside}(C)$ 和 $\Omega_2 = \text{outside}(C)$。对于图像中的每个像素点 x 的局部二值拟合能量泛函为：

$$E_x(C, f_1(x), f_2(x)) = \lambda_1 \int_{\Omega_1} K_\sigma(x-y)\ |I(y) - f_1(x)|^2 \mathrm{d}y$$
$$+ \lambda_2 \int_{\Omega_2} K_\sigma(x-y)\ |I(y) - f_2(x)|^2 \mathrm{d}y \qquad (2\text{-}8)$$

其中，λ_1，λ_2 为大于零的权重系数，$f_1(x)$，$f_2(x)$ 分别为图像中像素点 x 在初始轮廓曲线内外的灰度拟合值，由像素点 x 邻域内的像素点 y 的集合来确定。$K_\sigma(x-y)$ 表示标准差为 σ 的高斯核函数，即：

$$K_\sigma(x-y) = \frac{1}{\sqrt{2\pi}\,\sigma}\exp\left(-\frac{(x-y)^2}{2\sigma^2}\right) \tag{2-9}$$

由于 LBF 模型中引入了高斯核函数，因此对曲线内外灰度不均匀图像分割取得了不错的效果。但利用高斯核函数 $K_\sigma(x-y)$ 对 LBF 模型的曲线进行加权演化时，由于其只考虑了像素间的距离关系，忽略像素本身信息，尤其是在对血管粘连型肺结节分割时，会带来边缘泄露情况。另外，部分肺结节与背景肺实质区域的边界模糊不清，对比度较低，仅使用 CT 图像的灰度拟合值，不能准确对该类结节进行分割。因此本书综合利用了 PET-CT 图像的多种特征信息，对 LBF 活动轮廓模型进行了改进，使其能够完成对血管粘连型肺结节的准确分割。

2. 信息熵边缘引导函数

为了解决在对血管粘连型肺结节的分割中存在的边界泄露现象，本书提出了一种基于信息熵的边缘引导函数，用来引导轮廓的演化并能够准确地停止在肺结节的边缘部位，将结节与血管较好地分割出来。

1948 年，Shannon 为了对系统中的不确定信息进行量化，将热力学中"熵"的概念引入信息论中，提出了"信息熵"理论。假设某个信息系统是由 n 个随机变量 $\{x_1, x_2, \cdots, x_n\}$ 构成，每个随机变量 x_i 出现的概率为 p_i，则该系统的信息熵可被定义为：

$$H = -\sum_{i=1}^{n} p_i \log_2 p_i \tag{2-10}$$

从公式(2-10)可以看出，当系统中随机变量的概率分布相等时，该系统的信息熵取得最大值。

在 PET 图像中，肺结节区域的代谢较血管旺盛，其 SUV 值大于血管的 SUV 值，这样使得 SUV 值在结节与血管间的分布有较大差异。因此，本书充分利用 PET 图像中 SUV 值这一特征，将 SUV 信息熵作为模型的边缘引导函数，驱使模型曲线的演化，以此来对血管粘连型肺结节进行分割。

给定初始轮廓曲线上的一点 x，若以 $R(x)$ 表示以点 x 为中心，r 个像素点为半径的一个邻域集合，如图 2-9 所示。则在此集合中，曲线内 Ω_3、曲线外 Ω_4 区域的 SUV 信息熵可表示为：

$$H_{\text{SUV}}^{i} = - \iint\limits_{R(x)} p^{i}(x) \log_2 p^{i}(x) \tag{2-11}$$

由于肺结节的面积较小，在小邻域的集合中，SUV 的概率近似服从高斯分布，因此可表示为：

$$P_i(x) = \frac{1}{\sqrt{2\pi}\,\sigma_i(x)} \exp\left(-\frac{(I_i(x) - c_i(x))^2}{2\sigma_i^2(x)} \right) \tag{2-12}$$

其中，$I_i(x)$ 表示像素 x 的 SUV 值；$c_i(x)$，$\sigma_i(x)$ 分别表示区域 Ω_3、Ω_4 中的 SUV 均值和标准差。

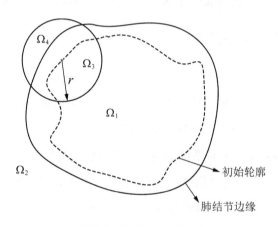

图 2-9　区域标记示意图

在这里，我们定义区域 Ω_3、Ω_4 中的特征函数为：

$$\varphi(x,\ y) = \begin{cases} 1,\ y \in R(x) \\ 0,\ y \notin R(x) \end{cases} \tag{2-13}$$

因此 SUV 信息熵的边缘引导函数定义为：

$$F_i(x) = e^{-\varphi(x,\ y)H_{\text{SUV}}^{i}} \tag{2-14}$$

由公式 (2-14) 可得，对于区域 Ω_3、Ω_4 而言，如果某个区域中 SUV 分布越均衡，信息熵越大，边缘引导函数越小。因此，曲线的演化应当逐渐停止在这个区域的边界处，此时的曲线能够很好地将目标与背景进行分割。反之表明，该区域既包含目标部分又包含背景部分，曲线应继续形变和位移，直到曲线内外的 SUV

信息熵不再变化为止。在对血管粘连型肺结节进行分割时，肺结节与血管的 SUV 值相差较大，血管粘连型肺结节的边界相交区域的 SUV 信息分布不均匀。因此可以促使边缘函数对活动轮廓模型的曲线进行引导，使其能够准确地停止在血管与结节的交界位置。

3. 能量泛函的构造

由于 LBF 模型利用高斯核函数 $K_\sigma(x - y)$ 对轮廓曲线进行加权演化，忽略了像素间信息。因此，本书将 LBF 模型能量泛函中的高斯加权函数替换为 SUV 信息熵边缘引导函数。另外，由于在 CT 影像中，存在部分肺结节与周围组织对比度低、边缘较为模糊的现象，仅基于 CT 图像的灰度信息难以准确地定位肺结节边缘。但在 PET 图像中，肺结节部位的灰度值较其他非病变区域大。因此，本书充分利用 PET 图像中肺结节部位灰度值较高的特点，构建出一个 PET 和 CT 图像的灰度联合向量 $\boldsymbol{f} = (f_1, f_2)^{\mathrm{T}}$，其中，$f_1$、$f_2$ 分别表示 CT 与 PET 图像中的高斯灰度拟合值。因此，改进后的 LBF 模型能量泛函的定义如下：

$$E'_x(C, \boldsymbol{f}_1(x), \boldsymbol{f}_2(x)) = \lambda_1 \int_{\Omega_1} F_1(x) \Lambda \mid \boldsymbol{I}(y) - \boldsymbol{f}_1(x) \mid^2 \mathrm{d}y$$

$$+ \lambda_2 \int_{\Omega_2} F_2(x) \Lambda \mid \boldsymbol{I}(y) - \boldsymbol{f}_2(x) \mid^2 \mathrm{d}y \qquad (2\text{-}15)$$

其中，$\boldsymbol{f}_1(x)$、$\boldsymbol{f}_2(x)$ 分别表示区域 Ω_1 和 Ω_2 中灰度联合向量的高斯拟合值，高斯函数的标准差为 σ。$\boldsymbol{I}(y) = (I_{\mathrm{CT}}, I_{\mathrm{PET}})^{\mathrm{T}}$ 为 CT 与 PET 图像的灰度联合向量。Λ 表示向量系数矩阵，其定义如公式(2-16)所示，在本书中，我们选取 $\Lambda_1 = \Lambda_2 = 1$。

$$\Lambda = \begin{pmatrix} \Lambda_1 & 0 \\ 0 & \Lambda_2 \end{pmatrix} \qquad (2\text{-}16)$$

4. 水平集方程

基于活动轮廓模型对图像的最优分割通常就是对能量泛函求解最小值的过程。本书利用 Osher 等人提出的水平集函数 ϕ 对演化的曲线 C 进行隐式表示，由此来完成能量泛函的最小化求解。因此，可将能量泛函公式(2-15)写为变分水平集函数的形式：

$$E'_x(\phi, \boldsymbol{f}_1(x), \boldsymbol{f}_2(x)) = \lambda_1 \int_{\Omega_1} F_1(x) \Lambda \mid \boldsymbol{I}(y) - \boldsymbol{f}_1(x) \mid^2 H(\phi(y)) \mathrm{d}y$$

$$+ \lambda_2 \int_{\Omega_2} F_2(x) \Lambda \mid \boldsymbol{I}(y) - \boldsymbol{f}_2(x) \mid^2 (1 - H(\phi(y))) \mathrm{d}y$$

$$(2\text{-}17)$$

其中，水平集函数 ϕ 为：

$$\begin{cases} \phi(x) > 0, & x \in \Omega_1 \\ \phi(x) = 0, & x \in C \\ \phi(x) < 0, & x \in \Omega_2 \end{cases} \qquad (2\text{-}18)$$

$H(x)$ 表示 Heaviside 函数。在实际求解中，通常用平滑函数 $H_\varepsilon(x)$ 对其近似表示，$H_\varepsilon(x)$ 的定义为：

$$H_\varepsilon(x) = \frac{1}{2}\left[1 + \frac{2}{\pi}\arctan\left(\frac{x}{\varepsilon}\right) \right] \qquad (2\text{-}19)$$

其中，参数 ε 控制着 $H_\varepsilon(x)$ 函数由 0 增长到 1 的速率，本书选择 $\varepsilon = 1$。模型拟合能量项可重写为：

$$E' = \int_{\Omega} E'_x(\phi, \boldsymbol{f}_1(x), \boldsymbol{f}_2(x)) \mathrm{d}x \qquad (2\text{-}20)$$

为了使得演化的曲线在图像分割过程中保持平滑性，我们在水平集能量泛函中引入长度项约束项：

$$L(\phi) = \int_{\Omega} \delta(\phi(x)) \mid \nabla\phi(x) \mid \mathrm{d}x \qquad (2\text{-}21)$$

其中，$\delta(\phi(x))$ 为 Dirac 函数，定义如下：

$$\delta(x) = \frac{d}{\mathrm{d}x} H_\varepsilon(x) = \frac{1}{\pi} \frac{\varepsilon}{\varepsilon^2 + x^2} \qquad (2\text{-}22)$$

运用水平集方法求解活动轮廓模型时，水平集函数在多次迭代后，可能导致活动轮廓模型能量泛函计算结果的不准确性，破坏演化的稳定性。因此，需要在一定周期内不断地将退化的水平集函数 ϕ 重新初始化为距离符号函数。为了加快活动轮廓模型曲线演化，避免对水平集函数进行多次的重新初始化操作，在水平集能量泛函中增加一个距离约束项，其定义为：

$$P(\phi) = \int_{\Omega} \frac{1}{2} (\mid \nabla\phi(x) \mid - 1)^2 \mathrm{d}x \qquad (2\text{-}23)$$

因此，基于信息熵和联合向量的 LBF 模型总的水平集能量泛函为：

$$F = E' + \nu L(\phi) + \mu P(\phi) \tag{2-24}$$

其中，ν 和 μ 为非负常数。用梯度下降和变分法对水平集方程进行最小化求解：

$$\frac{\partial \phi}{\partial t} = -\delta(\phi)(\lambda_1 e_1 + \lambda_2 e_2) + \nu\delta(\phi)\,\mathrm{div}\left(\frac{\nabla\phi}{|\nabla\phi|}\right) + \mu\left(\nabla^2\phi - \mathrm{div}\left(\frac{\nabla\phi}{|\nabla\phi|}\right)\right) \tag{2-25}$$

其中，e_1 和 e_2 分别为：

$$e_1 = \int_{\Omega_1} F_1(x)\Lambda \, |\boldsymbol{I}(y) - \boldsymbol{f}_1(x)|^2 H(\phi(y))\,\mathrm{d}y$$

$$e_2 = \int_{\Omega_2} F_2(x)\Lambda \, |\boldsymbol{I}(y) - \boldsymbol{f}_2(x)|^2 (1 - H(\phi(y)))\,\mathrm{d}y \tag{2-26}$$

区域 Ω_1 和 Ω_2 中的灰度联合向量的拟合值 $\boldsymbol{f}_1(x)$、$\boldsymbol{f}_2(x)$ 分别为：

$$f_1(x) = \frac{\displaystyle\int_{\Omega} K_\sigma(x - y)\boldsymbol{I}(y)H_\varepsilon(\phi(y))\,\mathrm{d}y}{\displaystyle\int_{\Omega} K_\sigma(x - y)H_\varepsilon(\phi(y))\,\mathrm{d}y}$$

$$f_2(x) = \frac{\displaystyle\int_{\Omega} K_\sigma(x - y)\boldsymbol{I}(y)(1 - H_\varepsilon(\phi(y)))\,\mathrm{d}y}{\displaystyle\int_{\Omega} K_\sigma(x - y)(1 - H_\varepsilon(\phi(y)))\,\mathrm{d}y} \tag{2-27}$$

因此，基于信息熵和联合向量的 LBF 活动轮廓模型的分割步骤如下：

步骤 1：初始化水平集函数 $\phi = 0$，设置计数器 $k = 0$。

步骤 2：由公式(2-14)计算 SUV 信息熵的边缘引导函数 $F_1(x)$、$F_2(x)$，由公式(2-27)计算灰度联合向量的拟合值 $\boldsymbol{f}_1(x)$、$\boldsymbol{f}_2(x)$。

步骤 3：根据公式(2-24)计算水平集能量泛函 F，计数器 $k = k + 1$。

步骤 4：根据公式(2-25)对变分水平集函数进行更新，判断是否满足以下条件：

(1) 水平集能量泛函处于收敛状态，即 $\Delta F = F_k - F_{k-1} \leqslant X$；

(2) 迭代次数 k 达到预定的最大上限 $K_{\max}$，即 $k \leqslant K_{\max}$。

如果满足上述条件之一，则停止运算，此时可得到分割后的肺结节图像，否则，重复步骤 2~3。

算法流程见图 2-10：

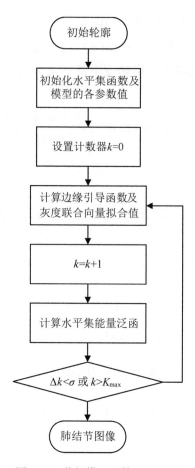

图 2-10　分割模型的算法流程图

2.3　评价性能指标

为了客观地证明我们方法的优越性，我们用 Dice 相似系数、Hausdorff 距离和假阳性率三个指标来评价我们方法的性能。

对于肺结节的分割，很难获得每个患者的病理样本。因此，在实验中，我们邀请了一位经验丰富的专家对肺结节进行手工分割，结果被用作金标准。

2.3.1　Dice 相似系数

Dice 相似系数（Dice similarity coefficient，DSC）反映了利用金标准分割后得到的肺结节区域 A_g 与利用实际分割算法分割后的肺结节区域 A_r 的重合程度。Dice

相似系数的计算公式为:

$$\mathrm{DSC}(A_g, A_r) = \frac{2 \times (A_g \cap A_r)}{|A_g| + |A_r|} \times 100 \qquad (2\text{-}28)$$

理论上,DSC 的值越高,表明算法的分割结果与金标准结果的重合度越高,结节的分割效果越好。

2.3.2 Hausdorff 距离

Hausdorff 距离(HD)是指肺结节的金标准分割边界与肺结节分割算法获取的边界间的最小距离,通过此指标来评价实际分割算法与金标准边界的接近程度。

令 $A_g = \{a_{g1}, a_{g2}, \cdots, a_{gm}\}$ 为金标准肺结节边缘上的像素集,$B_r = \{b_{r1}, b_{r2}, \cdots, b_{rm}\}$ 为通过肺结节分割算法得出的实际分割边缘上的像素集。Hausdorff 距离可通过公式(2-29)进行计算:

$$\mathrm{HD}(A_g, B_r) = \max(h(A_g, B_r), h(B_r, A_g)) \qquad (2\text{-}29)$$

其中,

$$h(A_g, B_r) = \max_{a_g \in A_g} \min_{b_r \in B_r} \|a_g - b_r\| \qquad (2\text{-}30)$$

$\|a_g - b_r\|$ 代表两个像素点 a_g 与 b_r 间的欧氏距离。Hausdorff 的值越小,分割算法的准确度越高。

2.3.3 假阳性率

假阳性率(false positive,FP)是指错分割的像素数占金标准分割结果的像素数的比例。其计算公式为:

$$\mathrm{FP} = \frac{|A_r - A_g \cap A_r|}{|A_g|} \times 100 \qquad (2\text{-}31)$$

理论上,假阳性率越小,分割效果越好。

2.4 实验结果与分析

在这一部分,我们将本章的肺结节分割算法与其他文献中的算法进行了对比分析。实验算法的编程环境为 Matlab 2012b、Microsoft Visual Studio 2010。PC 处理器型号为 Intel Core i5-3770,主频 2.53 GHz,内存 RAM 大小为 8GB。

2.4.1　数据集介绍

实验所采用的图像数据集源自合作医院的 PET/CT 检测中心。在该中心的 PET/CT 成像设备中，CT 图像大小为 512×512，PET 图像尺寸是 128×128，由于这两者图像的分辨率不一致，因此在分割之前需要对 PET 和 CT 相互配准。实验中采用了基于 ITK 的 Elastix 工具箱对 PET 和 CT 图像进行刚性变换，统一调整到尺寸为 512×512 的像素大小，使得 PET 与 CT 图像中的像素点能够一一对应。实验中选用了该医院 47 位患者的影像资料，每位患者各有 299 张肺部 PET 和 CT 图像，从中选择 80 张含血管粘连型肺结节的图像进行实验。受外界客观因素所限，在实验时很难获取到每个患者的病理标本作为肺结节分割的金标准。因此，在研究过程中邀请了两位经验丰富的影像科医师独立地对每个病例的 CT 图像通过手工分割肺结节，综合两者的结果得出最终的参考标准，以此作为肺结节分割的金标准。

2.4.2　参数设置

需要设置合适的参数来保证算法的效率和准确性。有 7 个重要参数（见表 2-2）。λ 是两个阈值之间的差值，它将影响初始轮廓的位置。r 表示半径像素的个数。σ 为高斯核函数的标准差。ν 和 μ 分别表示长度惩罚项和距离正则化项的系数。χ 表示能量泛函 $F_k - 1$ 与 F_k 的差值。K_{max} 为程序的最大迭代次数。通过大量实验对这些参数进行了优化，既保证了结果的准确性，又降低了时间复杂度。

表 2-2　　　　　　　　　　　　　　参 数 设 置

Index	Parameters	Value
1	λ in Section 3.1.2	0.1
2	r in Section 3.2.2	15
3	σ in Section 3.2.3	1.5
4	ν, μ, χ, K_{max} in Section 3.2.4	0.001×255^2, 1, 10^{-3}, 300

本章对 LBF、RCLF、FEGD 和 VP 的参数进行了设置。

2.4.3　分割的结果

将前文提出的分割方法应用于 400 个血管粘连型肺结节进行检测。图 2-11

为血管粘连型肺结节分割的结果。在图 2-11 中，第一行为 4 幅初始肺结节 ROI 图像；c、d 图像中，P、Q 为血管横截面面积；第二行为医师标注的金标准(a(1)～d(1))；第三行为 LBF 模型的分割结果(a(2)～d(2))；第四行是 RCLF 算法分割的结果(a(3)～d(3))；第五行是 FEGD 算法分割的结果(a(4)～d(4))；第六行是 VP 算法分割的结果(a(5)～d(5))，最后一行是本章方法分割的结果(a(6)～d(6))。

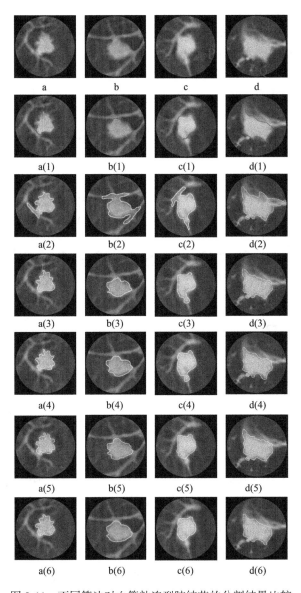

图 2-11　不同算法对血管粘连型肺结节的分割结果比较

从图 2-11 中的 a(2)，b(2)，c(2)，d(2) 的结果可以看出，LBF 模型存在严重的边缘泄漏，血管没有与结节分离。对于结节 a 和 b，本章方法（a(6)，b(6)）、RCLF（a(3)，b(3)）、FEGD（a(4)，b(4)）和 VP（a(5)，b(5)）的结果与金标准（a(1)，b(1)）基本一致。而对于结节 c 和 d，RCLF 和 FEGD 有一定的边缘渗漏，VP 不能分割 Q 区域，原因是 RCLF、FEGD 和 VP 方法不能很好地处理血管横截面的圆形区域。从图 2-11 的最后一行可以看出，本章方法的结果与金标准更为接近，能够准确地分割出血管粘连型肺结节，尤其是结节 c 和 d。同时，本章提出的方法的边缘比其他结果更平滑。

2.4.4　定量比较

图 2-12 显示了 5 种方法对 400 个血管粘连型肺结节分割的 DSC 值。

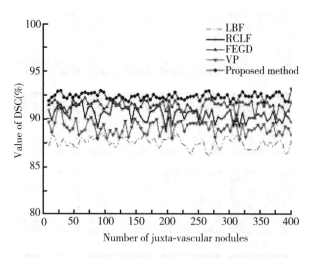

图 2-12　5 种方法的 DSC 值对肺结节分割结果的影响

图 2-13 显示了 5 种方法对 400 个血管粘连型肺结节分割的 HD 值。

图 2-14 显示了 5 种方法对肺结节分割结果的 FP 值。

从图 2-12 中可以看出，FEGD 算法与本章提出的方法比较接近，并且在 DSC 值上优于 LBF、RCLF 和 VP 算法。在 400 个血管粘连型肺结节中，本章提出的方法的 DSC 值变化小于其他四种算法。本章提出的方法的 HD 值变化相对稳定，略低于图 2-13 中的 RCLF 算法。图 2-14 显示了本章提出的方法的 FP 值是最小的。

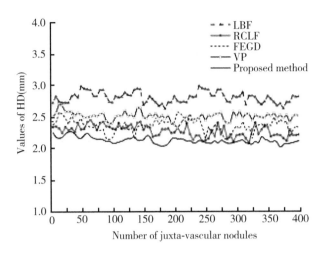

图 2-13　5 种方法对肺结节分割结果的 HD 值

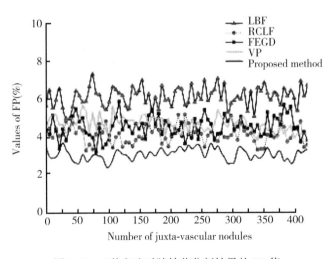

图 2-14　5 种方法对肺结节分割结果的 FP 值

　　表 2-3 给出了本章提出的方法和其他算法对 DSC、HD 和 FP 的平均值。从表 2-3 可以看出，在 DSC、HD 和 FP 的平均值上，本章提出的方法优于 LBF、RCLF、FEGD 和 VP 算法。

表 2-3　　　　　　　　　　5 种算法对 DSC，HD 和 FP 指标测量的平均值

metrics	LBF	RCLF	FEGD	VP	Proposed method
DSC（%）	87.43	90.46	91.38	89.02	92.35
HD（mm）	2.87	2.40	2.43	2.58	2.19
FP（%）	6.16	4.30	4.67	4.80	3.33

综上所述，通过对 DSC、HD 和 FP 三个指标的分析，本章提出的方法的分割结果与金标准的结果更加一致，这进一步体现了本章提出的方法对血管粘连型肺结节测试图像分割的稳定性。

除了以上三个指标外，时间复杂度也是评估算法性能的一个重要因素。图 2-15 显示了我们的方法和其他四种算法对每个结节的平均处理时间。

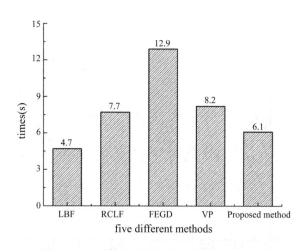

图 2-15　5 种算法对肺结节的平均处理时间

从图 2-15 可以看出，本章提出的方法比 RCLF、FEGD 和 VP 算法消耗的时间少，但比 LBF 算法多了 1.4s。这是因为每次迭代都需要重新计算轮廓曲线上每个点的 SUV 信息熵。但是，在可接受的时间复杂度方面，我们应该更加注意分割算法的准确性和稳定性，尽量避免不正确的结节分割导致肺癌诊断的错误。

对血管粘连型肺结节的准确分割在一定程度上提高了良恶性结节的诊断准确率。本章提出的方法结合了结节的代谢和结构信息，可以驱动初始轮廓曲线的演

化。在 DSC、HD、FP 和耗时指标方面,本章提出的方法的分割结果优于其他四种方法。

2.5 小结

本章基于 PET 和 CT 图像,对血管粘连型肺结节的分割进行了研究,提出了一种基于信息熵和联合向量的肺结节分割算法,该算法构建了一个基于 SUV 信息熵的边缘引导函数与 PET 和 CT 灰度联合向量,将其引入 LBF 活动轮廓模型中,对能量泛函进行改进,以此来实现对血管粘连型肺结节的分割。在实验中对 80 张含血管粘连型肺结节的图像进行了自动分割,并将分割结果与影像科专家的手动分割结果和其他分割算法进行了对比分析。实验结果表明,本章提出的方法实现了对血管粘连型肺结节的有效分割,没有出现边缘泄露和欠分割现象,具有较高的稳定性和准确性。

第3章 基于多尺度增强滤波器和3D
形状特征的肺结节检测

肺结节检测技术是通过对序列肺部影像进行处理和分析，自动检测、识别肺结节。通过三维空间信息的相关性，对肺结节进行三维分割，并去除假阳性。三维空间肺结节分割的主要目的是将序列医学影像中结节区域准确地自动提取出来，三维分割是后续分类的重要依据。在二维 CT 图像中，血管和结节都呈现类圆形，且密度和 CT 值等属性都极为相似。在肺结节检测结果中，往往会有很高的假阳性，影响肺结节的检测准确率。为此，本章提出了一种基于多尺度增强滤波器和 3D 形状特征的肺结节自动检测方法。在序列 CT 影像上构建三维体数据，能够较好地区分血管区域和结节，比在二维影像上分析形状更具有代表性，不仅可以提高检测效率，还对辅助医师诊断和治疗有着非常重要的意义。

3.1 基础概念与理论

3.1.1 基于区域的分割方法

图像分割通常用到图像内部特征的相似性。基于区域的分割方法就是侧重于利用区域内部特征的相似性而实现图像分割的，常用的基于区域的分割方法主要有以下几种。

区域生长法是将具有相似属性的像素聚到一起构成多个互不相交的区域的过程，且这些区域共同构成整幅图像。首先选择一个种子像素点，然后将其邻域内满足某一生长规则的像素添加到该区域内，并以新添加的像素点作为新的种子点继续上述过程，直到找不到新的像素为止。因此，初始像素点和生长规则的选择是整个算法的关键。

区域分裂合并法首先定义分裂合并准则，将图像任意分割成多个区域，当区域内像素的属性不同时，就将该区域再分裂成几个大小相同的子区域，当相邻的子区域内像素的属性相同时，则将其合并，直到不满足准则为止。同样的，核心是分裂合并准则的选择，在某种程度上，区域分裂合并法可以看作是单像素的区域生长法。

分水岭法是基于拓扑理论的数学形态学的分割方法。基本思想是在一幅图像中用像素点的灰度值表示该点的海拔，因而整幅图像就可以看作是地貌图，图中的每一个局部极小值对应的区域为集水盆，其边界形成分水岭。分水岭分割方法的实现比较方便，已经在医学图像的分割领域广泛应用。

3.1.2 基于边缘检测的分割方法

最早的边缘检测算法是基于微分算子的，其原理主要是利用图像的梯度信息来检测图像特征的突变性，也就是边缘线。梯度的计算方法一般有一阶微分算子和二阶微分算子。其中，一阶微分算子使用图像的一阶导数的极值与二阶导数的过零点来确定边缘，典型的一阶微分算子有 Roberts 算子和 Sobel 算子等，二阶微分算子，如 Laplace 算子和 Canny 算子是利用图像的二阶导数的极值与三阶导数的过零点来确定图像边缘的。

基于微分算子的边缘检测能够很好地检测出图像中的边界，但是抗噪能力差，一般的图像噪声对分割的结果都会产生很大的干扰。为此，有些学者提出了基于多尺度的边缘检测方法，它在提高检测精度的同时具有较好的抗噪能力。

3.1.3 基于能量泛函的分割方法

基于活动轮廓模型及其各种改进的算法是典型的基于能量泛函的图像分割方法。活动轮廓模型的基本思想是使用连续曲线来表达目标边缘，并定义一个能量泛函使得其自变量包括边缘曲线，因此就可以将分割过程转变为求解能量泛函最小值的过程。按照模型中曲线表达形式的不同，活动轮廓模型可以分为两大类：参数活动轮廓模型和几何活动轮廓模型。参数活动轮廓模型直接以曲线的参数化形式来表达曲线，其中最典型的是 Snake 模型。几何活动轮廓模型的曲线运动过程是基于曲线的几何度量参数而非曲线的表达参数，可以较好地处理拓扑结构的变化。

3.2　方法描述

本章提出了一套肺结节检测方法，该方法首先利用迭代阈值和改进的区域生长算法自适应地分割序列肺实质图像，然后构建两种多尺度增强滤波器，分别用于增强 3D 结节图像和血管图像，并利用区域生长算法提取肺结节，最后提出一种新的肺结节特征描述子，提取特征并使用 SVM 分类器进行分类。本方法的流程如图 3-1 所示。

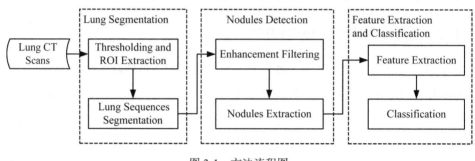

图 3-1　方法流程图

3.2.1　肺实质序列分割

在序列肺实质图像分割中，如何能在较短的时间内获得较好的分割效果是一个瓶颈。针对这一瓶颈，在大量的 CT 图像数据基础上，结合医生的先验知识，本章提出了一个改进的超像素序列图像分割算法，该算法包括 CT 序列图像肺部 ROI 提取和 ROI 序列的超像素分割两部分。

在肺结节的 CAD 检测系统中，肺实质的精确分割是后续肺结节检测和分类的关键。本章首先通过最佳阈值迭代法对序列图像进行二值化，提取胸腔 ROI，之后采用一种改进的区域生长算法实现序列肺实质图像中肺顶、肺中和肺底部图像的自适应分割，最后利用形态学方法修正肺部轮廓，得到最终的分割掩膜进而分割出序列肺实质图像。具体的步骤如下：

步骤 1：肺图像序列的二值化。

步骤 2：提取 ROI 和肺的最小边界矩形。

步骤 3：利用 LRS 和 FCRS 算法选择种子点。

步骤 4：利用腐蚀和膨胀操作来改善肺部轮廓。

步骤 5：获取最后的肺掩膜序列。

1. 图像二值化和 ROI 提取

传统的医学图像阈值分割时阈值的选取通常是根据经验值。由于肺实质和其他组织的 CT 值范围相差不大，难以选择一个固定的全局阈值对图像进行二值化，因此本章采用最佳迭代阈值算法动态获取不同 CT 图像的分割阈值。最佳迭代阈值算法的步骤如下：

步骤 1：设置初始阈值 T_0。

步骤 2：使用阈值 T 分割图像，获得两个像素集 B 和 N。

步骤 3：分别计算出像素集 B 和 N 的 CT 均值 μ_b 和 μ_n。

步骤 4：根据公式(3-1)计算新的阈值。

$$T = \frac{(\mu_b + \mu_n)}{2} \qquad (3\text{-}1)$$

步骤 5：重复 2~4 步，直到 T 收敛，输出最优的阈值 T_{opt}。

在 CT 序列图像中，空气的 CT 值为-1000 Hu，大多数的肺部组织的 CT 值的范围在-500Hu 到-910Hu 之间。因此，本章将-500Hu 作为初始阈值 T_0，通过阈值迭代算法获得最佳的阈值 T_{opt}，并利用该阈值进行图像二值化。另外，由于人体肺部 CT 图像中肺实质区域在一张 CT 图像中分布范围比较固定，具有位置相对不变性，本章还提取了肺部 CT 图像的胸腔 ROI，能够有效减少图像处理时间。对原始肺部 CT 图像进行二值化和 ROI 提取的结果如图 3-2(d~f)所示。

2. 序列肺实质图像分割

在肺部 CT 序列图像中，肺中部图像相对肺顶部和肺底部图像比较规则。肺顶部图像通常会包含气管，而肺底部图像通常会呈现出 4 部分对角分布的特点。针对肺部图像的特殊性，本章采用一种改进的区域生长算法，能够实现肺顶部、肺中部以及肺底部的 CT 图像的自适应分割。分割的步骤如下：

步骤 1：求取胸腔 ROI 图像中肺部区域的最小外接矩形。

步骤 2：寻找左右肺实质图像种子点。

　　　　对肺顶部和肺中部图像采用 LRS 算法；

　　　　对肺底部图像采用 FCRS 算法。

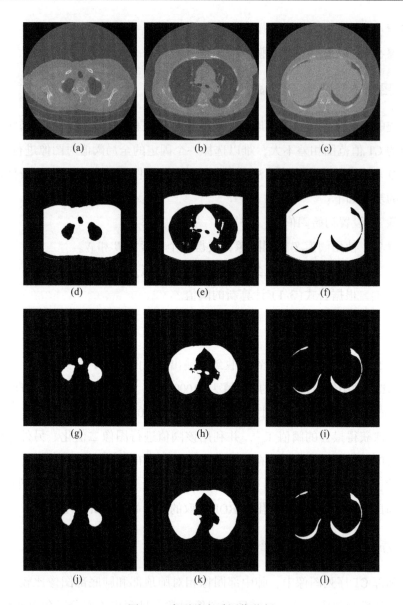

图 3-2　序列肺实质图像分割

　　注：（a～c）为原始 CT 序列图像的肺顶、肺中和肺底；（d～f）为二值化并提取 ROI 的图像；（g～i）为粗分割的肺图像；（j～l）为最终的肺实质掩膜图像。

　　步骤 3：利用改进的区域生长法分割肺实质图像，并去除气管和支气管。

　　步骤 4：利用形态学中的腐蚀和膨胀操作优化肺实质掩膜图像。

　　步骤 5：获得序列肺实质图像。

在使用 LRS 算法寻找肺顶部和肺中部图像的种子点时，对最小外接矩形图像沿着左右两边同时向中间扫描每个像素点，当发现沿 y 方向存在 n 个连续的白色像素点时，停止扫描，把 n 个连续的白色像素点的中间像素点作为种子点。

FCRS 算法寻找肺底部图像种子点的过程如图 3-3 所示。首先以外接矩形的 4 个顶点为基点，以 $y=y_1$、$x=x_1$、$\text{mid\_x}=(x_1+x_2)/2$ 和 $\text{mid\_y}=(y1+y2)/2$ 为边界线辐射旋转射线。

在左上角区域选择 (x_1, y_1) 为旋转点，则左上角旋转射线的方程如公式 (3-2) 所示：

$$y - y_1 = \tan(\theta)(x - x_1), \ \theta \in [0, \pi/2]$$
$$\text{且 } x_1 \le x \le \text{mid\_x 且 } y_1 \le y \le \text{mid\_y} \tag{3-2}$$

其中 θ 从 0 逐渐增加，对于定义的左上角区域内的每个像素点，当发现沿旋转射线方向存在 n 个连续的白色像素点时，停止扫描，记录下 n 个连续的白色像素点的第一个像素点及其到旋转点的距离 $d(\theta)$。最后求取 $\theta \in [0, \pi/2]$ 内最小 $d(\theta)$ 对应的像素点作为左上角肺实质种子点。如果没有符合条件的点，则该区域无肺实质种子点。右上角、左下角、右下角区域内肺实质种子点的扫描方法与左上角类似。

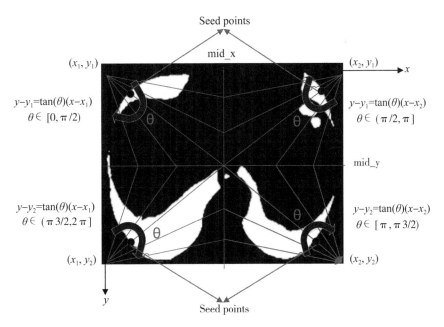

图 3-3 FCRS 算法寻找肺底部图像种子点的过程示意图

43

　　获得肺实质的种子点后，采用区域生长法进行肺实质图像的分割。接着采用形态学运算修补肺实质掩膜，并利用掩膜分割原图像获得最终的肺实质图像。采用改进的区域生长法进行肺实质分割的结果如图 3-2(g~i) 所示，去除气管和支气管并对掩膜进行优化得到最终的肺实质掩膜如图 3-2(j~l) 所示。

　　另外，图 3-4 给出了使用 VTK 对序列肺实质图像进行三维重建结果的主视图、后视图和俯视图。

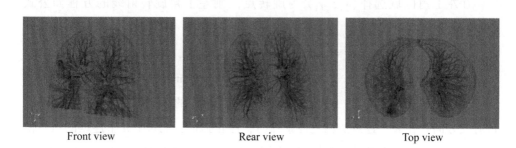

Front view　　　　　　　　Rear view　　　　　　　　Top view

图 3-4　肺部 3D 图像的主视图、后视图和俯视图

3.2.2　疑似肺结节检测

　　在得到序列肺实质 3D 图像后，需要进行疑似肺结节的检测。基于形状的选择性滤波方法是目前肺结节检测的主流方法，在肺结节检测系统中得到了广泛的应用。本章提出了一个基于 Hessian 矩阵多尺度增强的疑似肺结节检测方法。该方法首先构建肺结节和血管的三维理想模型，利用 Hessian 矩阵分别构建两种基于 3D 形状的多尺度增强滤波器，用于增强球状物体和圆柱状物体，可以分别增强肺结节图像和血管图像；然后利用高斯函数的不同 σ 值实现结节和血管图像不同尺度的增强；最后从增强的肺结节图像中减去血管图像，得到疑似肺结节的肺部 3D 图像。

1. 疑似肺结节检测

　　在得到肺部区域后，接下来需要检测候选结节，由于结节和血管在形态上表现出球状和管状特性，在三维图像中可以将它们分别近似看作一个球体和圆柱体。为此，首先构造三个理想模型，在三维空间中它们分别代表点(球体)、线(柱状)、面，其表达式如公式(3-3)所示，其中理想球体模型和圆柱体模型示意图如图 3-5 所示。

$$
\begin{cases}
\text{dot：} d(x,\ y,\ z) = \exp\left\{ -\dfrac{x^2 + y^2 + z^2}{2\sigma^2} \right\}, \\[2mm]
\text{line：} l(x,\ y,\ z) = \exp\left\{ -\dfrac{x^2 + y^2}{2\sigma^2} \right\}, \\[2mm]
\text{plate：} p(x,\ y,\ z) = \exp\left\{ -\dfrac{x^2}{2\sigma^2} \right\}.
\end{cases}
\tag{3-3}
$$

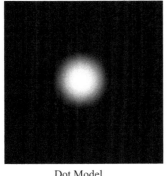 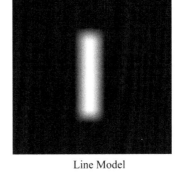

Dot Model　　　　　　　　　　Line Model

图 3-5　理想球体模型和圆柱体模型

实际图像中往往难以存在如此理想的模型，但是我们可以通过一定尺度大小的高斯滤波得到近似模型。对于以上的点模型可以理解为是由一圈一圈灰度不同的球面构成的球体，该球体从中心到周围灰度值呈高斯分布状递减；而对于线状模型，呈柱状体，圆柱截面上每个点的灰度值都呈由圆心向四周递减的高斯分布；对于面状模型，面的厚度截面上，灰度值呈由中心向四周递减的高斯分布。这三个模型的灰度都有递减特性，只是各自的递减方向不一样，所以它们的边缘都显得比较模糊，这也比较符合结节、血管的边缘特征。

Hessian 矩阵是一个由多元函数的二阶偏导数构成的方阵，描述了函数的局部曲率。基于 Hessian 矩阵的方法是一种用高阶微分提取图像特征方向的方法。在这理想球形模型中，其每一个体素 $V(x,\ y,\ z)$ 对应的 Hessian 矩阵 H 的表达式为公式(3-4)。通过计算很容易发现，H 是三阶对称矩阵，且其 6 个混合偏导 f_{xy}，f_{xz}，f_{yx}，f_{yz}，f_{zx}，f_{zy} 的值都为 0，f_{xx}，f_{yy}，f_{zz} 的计算公式如公式(3-5)所示。

$$H = \nabla^2 f = \begin{pmatrix} f_{xx} & f_{xy} & f_{xz} \\ f_{yx} & f_{yy} & f_{yz} \\ f_{zx} & f_{zy} & f_{zz} \end{pmatrix} \tag{3-4}$$

$$\begin{cases} f_{xx} = -\dfrac{1}{\sigma^2}\exp\left(-\dfrac{x^2+y^2+z^2}{2\sigma^2}\right)\left(1-\dfrac{x^2}{\sigma^2}\right) = -\dfrac{f}{\sigma^2}\left(1-\dfrac{x^2}{\sigma^2}\right) \\[2mm] f_{yy} = -\dfrac{1}{\sigma^2}\exp\left(-\dfrac{x^2+y^2+z^2}{2\sigma^2}\right)\left(1-\dfrac{y^2}{\sigma^2}\right) = -\dfrac{f}{\sigma^2}\left(1-\dfrac{y^2}{\sigma^2}\right) \\[2mm] f_{zz} = -\dfrac{1}{\sigma^2}\exp\left(-\dfrac{x^2+y^2+z^2}{2\sigma^2}\right)\left(1-\dfrac{z^2}{\sigma^2}\right) = -\dfrac{f}{\sigma^2}\left(1-\dfrac{z^2}{\sigma^2}\right) \end{cases} \tag{3-5}$$

另外，对每个 Hessian 矩阵都可以按照公式 (3-6) 进行矩阵分解，其中 λ_1，λ_2，λ_3 是矩阵的特征值，且 $|\lambda_1| \geqslant |\lambda_2| \geqslant |\lambda_3|$，其对应的特征向量分别为 e_1，e_2 和 e_3。

$$H = \begin{bmatrix} e_1 & e_2 & e_3 \end{bmatrix} \begin{bmatrix} \lambda_1 & 0 & 0 \\ 0 & \lambda_2 & 0 \\ 0 & 0 & \lambda_3 \end{bmatrix} \begin{bmatrix} e_1^{\mathrm{T}} \\ e_2^{\mathrm{T}} \\ e_3^{\mathrm{T}} \end{bmatrix} = \lambda_1 e_1 e_1^{\mathrm{T}} + \lambda_2 e_2 e_2^{\mathrm{T}} + \lambda_3 e_3 e_3^{\mathrm{T}} \tag{3-6}$$

由于公式 (3-4) 中的 Hessian 矩阵为对角矩阵，因此这个矩阵的特征值就是对角线上的元素，其计算公式如公式 (3-7) 所示，它的特征值对应的特征向量两两正交，而且特征向量的方向对应着三维椭球各轴的主方向，特征值的大小对应着各轴的长度，它们共同反映了物体的形状和大小。球形模型和圆柱模型的特征值模型如图 3-6 所示。

$$\begin{cases} \lambda_1 = -\dfrac{f}{\sigma^2}\left(1-\dfrac{x^2}{\sigma^2}\right) \\[2mm] \lambda_2 = -\dfrac{f}{\sigma^2}\left(1-\dfrac{y^2}{\sigma^2}\right) \\[2mm] \lambda_3 = -\dfrac{f}{\sigma^2}\left(1-\dfrac{z^2}{\sigma^2}\right) \end{cases} \tag{3-7}$$

由公式 (3-7) 和图 3-6 我们发现，物体内部的点的特征值大小取决于该点的坐标，也就是说，某点的特征值大小与其到物体中心的距离有关。我们发现，某点离球心距离越近，其特征值大小的绝对值越大，当点为球心时，其 3 个特征值的绝对值都达到最大值且相等，如公式 (3-8) 所示。同样的，某点离圆柱中心线

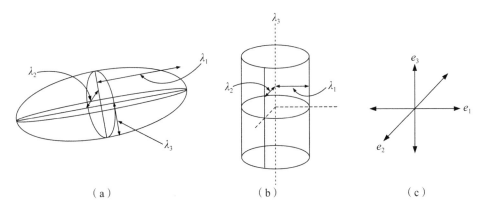

图 3-6　特征值模型

注：（a）为球形模型；（b）为圆柱模型；（c）为特征向量坐标系。

距离越近，其特征值大小的绝对值越大，当点在中心线上时，其 2 个特征值的绝对值都达到最大值且相等，第 3 个特征值为 0。

$$\lambda_1 = \lambda_2 = \lambda_3 = -\frac{f}{\sigma^2} \tag{3-8}$$

而且对于不同的理想模型，其特征值的对应关系总结如表 3-1 所示。

表 3-1　　　　　　　　　**不同理想模型对应的海森矩阵特征值关系**

球状结构	管状结构	面状结构
$\lambda_1 \approx \lambda_2 \approx \lambda_3 < 0$	$\lambda_1 \approx \lambda_2 < 0,\ \lambda_3 \approx 0$	$\lambda_1 < 0,\ \lambda_2 \approx \lambda_3 \approx 0$

2. 结节血管增强滤波器

根据三种不同的理想模型对应的 Hessian 矩阵特征值的特点，为了提高区分结节和血管的能力，Sato 等人设计了两种增强函数，分别用于增强结节图像和血管图像，其中结节图像的增强函数 S_{blob} 定义如公式（3-9）所示，血管图像的增强函数 S_{line} 定义如公式（3-10）所示：

$$S_{\text{blob}} \triangleq \begin{cases} |\lambda_3| \left(\dfrac{\lambda_2}{\lambda_3}\right)^\gamma \left(\dfrac{\lambda_1}{\lambda_2}\right)^\gamma & (|\lambda_1| \geqslant |\lambda_2| \geqslant |\lambda_3|) \\ 0, \text{ otherwise} \end{cases} \tag{3-9}$$

$$S_{\text{line}} \triangleq \begin{cases} |\lambda_1| \left(\dfrac{\lambda_2}{\lambda_3}\right)^\gamma \left(1 + \dfrac{\lambda_3}{\lambda_2}\right)^\gamma \\ (\,|\lambda_1| \geqslant |\lambda_2| \geqslant |\lambda_3|,\ \lambda_1 < 0,\ \lambda_2 < 0,\ \lambda_3 \to 0) \\ 0,\ \text{otherwise} \end{cases} \tag{3-10}$$

当值为 1 时，$S_{\text{blob}} = |\lambda_3|$，$S_{\text{line}} = |\lambda_2| + |\lambda_3|$。

根据前面的分析，结节内部的点的特征值与其坐标值存在一定的关系，仅仅依靠一个特征值 λ_3 很难完全确定该点是否属于结节，仅能表示该点与物体中心的距离。在 Sato 等人的方法的基础上，Li 等人用幅度(magnitude)和可能性(likelihood)的乘积来增强结节和血管图像。其增强函数分别为 Z_{dot} 和 Z_{line}，其定义如公式(3-11)和公式(3-12)所示。

$$z_{\text{dot}} \triangleq \begin{cases} g_{\text{dot}} \times k_{\text{dot}} = |\lambda_3| \times \dfrac{|\lambda_3|}{|\lambda_1|} \\ (\,|\lambda_1| \geqslant |\lambda_2| \geqslant |\lambda_3|,\ \lambda_1 < 0,\ \lambda_2 < 0,\ \lambda_3 < 0) \\ 0,\ \text{otherwise} \end{cases} \tag{3-11}$$

$$z_{\text{line}} \triangleq \begin{cases} g_{\text{line}} \times k_{\text{line}} = |\lambda_2| \times \dfrac{|\lambda_2| - |\lambda_3|}{|\lambda_1|} \\ (\,|\lambda_1| \geqslant |\lambda_2| \geqslant |\lambda_3|,\ \lambda_1 < 0,\ \lambda_2 < 0,\ \lambda_3 \to 0) \\ 0,\ \text{otherwise} \end{cases} \tag{3-12}$$

实验证明 Li 等人提出的增强函数比较有效，但是我们发现在公式(3-11)中，特征值 λ_2 并没有在增强函数中发挥作用，当图像中的两点计算得到的特征值 λ_1、λ_3 相同时，即使 λ_2 的值不同，增强滤波器的输出也是相同的。因此，为了进一步提高增强滤波器的效果，我们充分考虑特征值之间的关系，对 Li 等人提出的增强函数做了进一步改进，将特征值之间的比值关系作为增强函数的输入，提出了新的结节增强函数 E_{ball} 和血管增强函数 E_{line}。

首先，我们将增强函数的输入值和输出值都限定在区间[0，1]，我们定义如公式(3-13)所示的函数。

$$\Im(m,\ n) = \frac{2|m||n|}{m^2 + n^2} = \frac{2\left|\dfrac{n}{m}\right|}{1 + \left|\dfrac{n}{m}\right|^2},\ \ |m| \geqslant |n| \tag{3-13}$$

对公式(3-13)进行分析可知，函数的输入 n/m 和输出都在区间[0，1]，且单调递增，当 m 和 n 的值越接近时，函数的输出也就越大；当两者相等时，输出最大为 1。为了充分考虑特征值两两之间的关系，我们定义如公式(3-14)所示的新的结节增强函数。

$$E_{\text{ball}} = \Im(\lambda_1, \lambda_2) \times \Im(\lambda_2, \lambda_3), \ (|\lambda_1| \geqslant |\lambda_2| \geqslant |\lambda_3|) \quad (3\text{-}14)$$

通过化简得到最终的结节增强函数 E_{ball} 为(3-15)。

$$E_{\text{ball}} \triangleq \begin{cases} \dfrac{4\lambda_3/\lambda_1}{1 + \left(\dfrac{\lambda_2}{\lambda_1}\right)^2 + \left(\dfrac{\lambda_3}{\lambda_2}\right)^2 + \left(\dfrac{\lambda_3}{\lambda_1}\right)^2} \\ (|\lambda_1| \geqslant |\lambda_2| \geqslant |\lambda_3|, \ \lambda_1 < 0, \ \lambda_2 < 0, \ \lambda_3 < 0) \\ 0, \ \text{otherwise} \end{cases} \quad (3\text{-}15)$$

为了充分考虑到特征值之间的关系，我们定义如公式(3-16)所示的新的血管增强函数：

$$E_{\text{line}} = \exp(\lambda_3) \times \Im(\lambda_1, \lambda_2), \ (|\lambda_1| \geqslant |\lambda_2| \geqslant |\lambda_3|) \quad (3\text{-}16)$$

通过化简得到最终的如公式(3-17)所示的血管增强函数 E_{line}。

$$E_{\text{line}} \triangleq \begin{cases} \exp(\lambda_3) \times \dfrac{2\lambda_2/\lambda_1}{1 + \left(\dfrac{\lambda_2}{\lambda_1}\right)^2} \\ (|\lambda_1| \geqslant |\lambda_2| \geqslant |\lambda_3|, \ \lambda_1 < 0, \ \lambda_2 < 0, \ \lambda_3 \to 0) \\ 0, \ \text{otherwise} \end{cases} \quad (3\text{-}17)$$

我们以 λ_2/λ_1 和 λ_3/λ_2 为坐标输入，绘制了结节增强函数 E_{ball} 输出曲线，如图 3-7 所示。由曲线可知，λ_2/λ_1 和 λ_3/λ_2 对 E_{ball} 具有相同的贡献值，E_{ball} 的值域为 $[0, 1]$，且单调递增。因此，某体素点的 E_{ball} 值能够表达该体素点属于结节的可能性，E_{ball} 值越大，则该体素点属于结节的可能性也越大；E_{ball} 值越小，则该体素点属于结节的可能性也越小。因此可以通过 E_{ball} 增强函数的大小来对结节图像进行增强。

类似的，我们以 λ_2/λ_1 和 λ_3 为坐标输入，绘制了血管增强函数 E_{line} 输出曲线，如图 3-8 所示。由曲线可知，E_{line} 值在 $[0, 1]$ 单调递增。因此，某体素点的 E_{line} 值能够表达该体素点属于血管的可能性，E_{line} 值越大，则该体素点属于血管的可能性也越大；E_{line} 值越小，则该体素点属于血管的可能性也越小。因此可以通过 E_{line} 增强函数的大小来对血管图像进行增强。我们发现，血管增强函数 E_{line} 中，两个输入的权值响应不相等，在将来的研究中，希望对此加以改进。

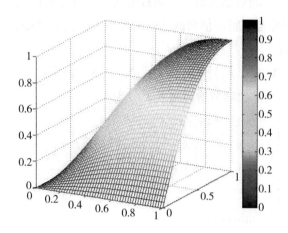

图 3-7　结节增强函数 E_{ball} 输出曲线

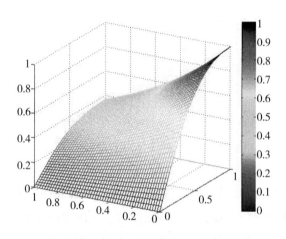

图 3-8　血管增强函数 E_{line} 输出曲线

3. 高斯函数多尺度计算

在肺部 CT 图像中,结节的尺寸大小具有不确定性,而且存在许多图像噪声,而体素的二次偏导计算过程对图像噪声具有很强的敏感性,因此,如果将增强滤波器直接应用在图像上,将不会产生好的结果。为了有效检测出不同大小的结节,在本章中主要采用的是一种基于高斯函数的多尺度滤波方法。利用高斯函数对图像进行卷积运算，去除图像中的噪声同时平滑图像，再对图像进行多尺度增强，可以增强不同尺度大小的结节图像。

我们知道，对于标准差为 σ 的高斯函数，在区间 $[-4\sigma, 4\sigma]$ 内包含高斯函数 95% 以上的面积区域。因此在设计增强函数的尺度 σ 时，当需要增强的结节直径为 d 时，函数的标准差 σ 则应为 $d/4$。另外，在结节增强之前，应先用标准差为 σ 的高斯函数对图像进行卷积运算，这样不仅可以消除图像噪声还可以提高滤波器的增强效果。

假设待增强的物体的直径范围为区间 $[d_0, d_1]$，为了增强在这个范围内的所有物体，可将高斯滤波器的尺度范围设定在区间 $[d_0/4, d_1/4]$。然后选取 N 个不同的 σ 值，分别对图像进行卷积和增强运算。N 越大，结节的检测精度越高，计算越复杂；N 越小，结节的检测精度越低，计算越简单。因此，N 的选择对结节的检测结果精度影响很大。在本章中，候选结节的直径范围为 3 ~ 30mm，尺度的个数 N 为 5，当 N 确定后，每个尺度大小的计算如公式(3-18)所示：

$$\begin{cases} \sigma_1 = \dfrac{d_0}{4}, \ \sigma_2 = r\sigma_1, \ \cdots, \ \sigma_N = r^{N-1}\sigma_1 = \dfrac{d_1}{4} \\ r = \left(\dfrac{d_1}{d_0}\right)^{\frac{1}{N-1}} \end{cases} \tag{3-18}$$

综上所述，使用多尺度滤波器进行疑似结节检测的具体步骤如下：

步骤 1：确定待增强物体大小的范围为区间 $[d_0, d_1]$ 和过滤器的尺度个数 N，并利用公式(3-18)计算每一个尺度 σ_N 的大小。

步骤 2：对每一个尺度 σ_N，进行步骤 3 ~ 7。

步骤 3：对图像进行高斯滤波平滑图像，并对每个体素进行步骤 4 ~ 7。

步骤 4：构建 Hessian 矩阵并计算三个特征值 λ_1，λ_2，λ_3，利用公式(3-15)和公式(3-17)分别计算每个体素的结节增强函数 E_{ball} 和血管增强函数 E_{line}。

步骤 5：分别使用本章提出的结节增强滤波器和血管增强滤波器对体素进行增强。

步骤 6：结束对体素和尺度的循环。

步骤 7：对每个体素点，最终的输出是不同尺度计算得到的最大值，得到结节增强图像 N_{max} 和血管增强图像 V_{max}。

步骤 8：在 N_{max} 图像中去除与 V_{max} 相交的图像，得到疑似肺结节的肺部 3D 图像。

步骤 9：输出最终的结节检测结果。

图 3-9 疑似结节检测结果

3.2.3 特征提取和肺结节分类

我们发现，在 3.2.2 节中，结节和大量的血管交叉都得到了增强，在结节增强图像中去除与血管增强重合的部分能够很大程度上去除血管图像，但是仍然会残留一些假阳性结节，如血管相交点等。大量的研究结果也表明肺结节检测系统的假阳性结节主要为血管、血管交叉和血管弯曲，称为血管型假阳性结节。因此，为了进一步提高肺结节检测的准确率，我们需要对疑似肺结节进行特征提取。

在计算机辅助诊断系统中，特征提取是肺结节检测、肺结节良恶性诊断的核心问题，特征提取的好坏决定了后续分类的性能。一般来说，一个好的特征要求具有一定程度上的图像平移、旋转和缩放不变性。因此，肺结节的面积、体积、有效直径等描述目标尺寸的特征以及结节的圆形度、球形度、紧凑度等全局形状特征已经被广泛用于肺结节描述和去除假阳性肺结节。

另外，基于直方图的特征因子具有旋转、平移、缩放不变性，是图像分类、计算机视觉领域中重要的特征提取技术。常用的有灰度直方图、方向梯度直方图和尺度不变特征变换(scale-invariant feature transform，SIFT)。

为了更好地描述肺结节的特征，在本章中，我们提出了一种基于 Hessian 矩阵的物体表面法向量方向角度直方图的肺结节特征描述子，用于表示肺结节。该方法首先利用 18-邻域 3D 区域生长法提取所有的候选结节，接着利用 Hessian 矩阵提取每个体素的表面法向量方向角度直方图，用于最终的结节分类识别。该方法不依赖肺结节分割结果，具有一定的鲁棒性。

1. 结节提取

在 3.2.2 节中，每个体素的最终输出结果是所有不同尺度下增强函数的最大值，体素的结节增强函数值越大，其隶属于肺结节的可能性就越大，因此，候选结节的坐标位置可以通过分析体素点的结节增强函数值得到。另外，对每个体素点，我们采用一个 5 维的特征向量 $[E，g，x，y，z]^T$ 来表示，其中 E 代表体素点的结节增强函数值 E_{ball}，g 代表体素点的灰度值，x 和 y 代表点的坐标，z 代表 CT 序列号。两个像素的特征向量之间的欧式距离用来衡量像素之间的相似性。

区域生长法是一种串行区域分割的图像分割方法，其优点是基本思想相对简单，通常能将具有相同特征的联通区域分割出来，并能提供很好的边界信息和分割结果。在本章中，为了提取所有的候选结节，我们提出了一种基于多种子点的 18-邻域 3D 区域生长法，用于提取每一个结节图像，其过程示意图如图 3-10 所示。

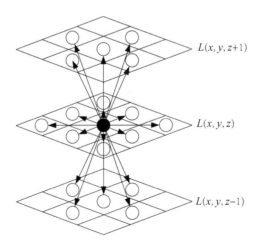

$L(x, y, z+1)$

$L(x, y, z)$

$L(x, y, z-1)$

图 3-10　18-邻域 3D 区域生长法

注：黑色点是种子点，白色点是 18 邻域点。

本章中提取肺结节的具体步骤如下：

步骤 1：设置结节增强函数 E_{ball} 的阈值 T_E，获取疑似结节的体素种子点集合 $\{Seed_1，Seed_2，\cdots，Seed_i\}$。

步骤 2：在每个种子点的 18 邻域内进行扩展。

步骤 3：对 18 邻域内的每个体素点，计算其与当前种子点的欧氏距离 D。

步骤 4：如果 $D<T_d$，将该体素点扩充到种子区域内，并将该体素作为新的种子点。

步骤 5：重复步骤 2~4 直到种子区域大小不再发生变化为止。

步骤 6：输出检测的所有疑似结节的 3D 图像。

首先设置一个阈值 T_E，当体素点的结节增强函数值 E_{ball} 大于阈值 T_E 时，选取这些体素点作为结节初始种子点。然后，对所有的种子点计算其 18 邻域内的体素点与种子点特征向量的欧氏距离 D，若 D 小于阈值 T_d，则将其扩入种子区域中，并以该体素点作为新的种子点进行循环，直到种子区域的大小不再发生改变为止。

2. 表面法向量方向角度直方图(SNOAH)

本章提出的肺结节特征描述子能够反映肺结节表面法向量方向角度的概率分布情况。图 3-11 为肺结节和血管的体素表面法向量分布示意图，结节的体素表面法向量分布呈现较均匀的放射状，血管的体素表面法向量分布呈现一定的方向性。而且物体表面法向量的方向在一定程度上具有平移、旋转和缩放不变性，因此，使用该特征描述子来进一步区分候选结节图像中的结节和血管，具有较高的鲁棒性。

在本章中，表面法向量方向角度直方图特征提取的步骤如下。首先，输入候选结节，通过 Hessian 矩阵分解求解特征值和特征向量，然后计算每个体素点的表面法向量并求解其方向角度，最后统计分析得到其体素表面法向量方向角度分布直方图。

通过对 Hessian 矩阵进行分解可以得到公式(3-6)，对公式(3-6)进行一步变形，我们可以得到公式(3-19)。

$$H = (\lambda_1 - \lambda_2)\,e_1e_1^{\mathrm{T}} + (\lambda_2 - \lambda_3)(e_1e_1^{\mathrm{T}} + e_2e_2^{\mathrm{T}}) + \lambda_3(e_1e_1^{\mathrm{T}} + e_2e_2^{\mathrm{T}} + e_3e_3^{\mathrm{T}})$$

$$(3-19)$$

其中，$e_1e_1^{\mathrm{T}}$、$e_1e_1^{\mathrm{T}} + e_2e_2^{\mathrm{T}}$、$e_1e_1^{\mathrm{T}} + e_2e_2^{\mathrm{T}} + e_3e_3^{\mathrm{T}}$ 分别表示圆柱、平面和球形张量，而且它们的系数 $\lambda_1 - \lambda_2$、$\lambda_2 - \lambda_3$、λ_3 分别表示对应的权值。对于这三种类型分别定义了三种特征表达局部曲面(surface-ness)、曲线(curve-ness)和局部点或球(point-ness)。

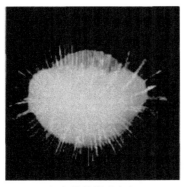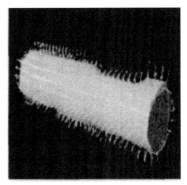

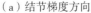
（a）结节梯度方向　　　　　　　　　　（b）血管梯度方向

图 3-11　结节、血管的体素表面法向量分布示意图

surface-ness：方向是 e_1，权值为 $\lambda_1 - \lambda_2$。

curve-ness：方向是 e_3，权值为 $\lambda_2 - \lambda_3$。

point-ness：无方向，权值为 λ_3。

从定义中我们发现，局部曲面的法向量方向与特征值 λ_1 对应的特征向量 e_1 的方向一致，因此，我们可以通过计算特征向量 e_1 的方向来确定平面法向量的方向。

对候选结节图像表面的每个体素，进行 Hessian 矩阵分解，计算其特征值和特征向量。在空间坐标系中，空间内任意一点可以被表示为半径 r、仰角 θ 和方位角 φ 的组合 (r, θ, φ)，如图 3-12 所示。由于 surface-ness $(\lambda_1 - \lambda_2) e_1 e_1^{\mathrm{T}}$ 的方向是法向量 e_1 的方向，其权值大小为 $\lambda_1 - \lambda_2$，所以仰角 θ 和方位角 φ 可以根据公式(3-20)进行计算得到。

$$\begin{cases} \theta = \arccos(e_1^{(z)}) \\ \varphi = \arctan\left(\dfrac{e_1^{(y)}}{e_1^{(x)}}\right) \end{cases} \tag{3-20}$$

其中，$e_1^{(x)}$，$e_1^{(y)}$，$e_1^{(z)}$ 分别表示表面法向量 e_1 在 x、y 和 z 方向上的分量，仰角的范围为 $[0, 180°]$，方位角的范围为 $[0, 360°]$，然后通过对仰角 θ 和方位角 φ(如图 3-12 所示)进行统计，得到二维统计直方图。

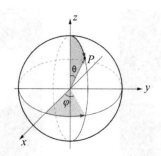

图 3-12　仰角 θ 和方位角 φ 示意图

在统计表面法向量仰角和方位角时，将仰角 θ 的范围平均分为 m 份，每份覆盖的角度范围为 $(180/m)$ 度。同理，也将方位角 φ 的范围平均分为 m 份，每份覆盖的角度范围为 $(360/m)$ 度。也就是说，最终提取得到的特征向量的维度是 $2m$。

3. 肺结节的分类

SVM 是目前肺结节良恶性诊断领域公认的分类效果最好的单分类器之一，其在解决小样本、高维、非线性数据等方面有着显著作用。SVM 是一个有监督的学习模型，SVM 考虑寻找一个满足分类要求的超平面，并且使训练集中的点距离分类面尽可能远，也就是寻找一个分类面使它两侧的空白区域（margin）最大。因此，SVM 常用于分类和回归分析。

在本章中，首先构建 N 个疑似肺结节图像的样本集 $X = \{(x_i, y_i)\}$，其中特征向量 $x_i \in R^n$，$i = 1, 2, \cdots, N$，$y_i \in \{1, -1\}$。SVM 训练样本的目的就是要最小化误差函数，也就是解决公式（3-21）的优化问题。

$$\text{minimize}\left\{\frac{1}{2}w^{\mathrm{T}}w + C\sum_{i=1}^{N}\xi_i\right\}$$

subject to

$$\begin{cases} f(x_i) = \sum_{i=1}^{N} w^{\mathrm{T}}\kappa(x_i) + b \geq 1 - \xi_i \\ \xi_i \geq 0 \end{cases} \quad \forall i \in [1, N]$$

(3-21)

其中决策函数 $f(x_i)$，是一个函数映射，能够将特征向量 x_i 映射到高维特征空间，SVM 的目的是寻找一个满足分类要求的超平面$(w，b)$，并且使样本点距离超平面尽可能远。C 大于 0，是一个惩罚因子。

关于解决线性不可分问题，SVM 通过引入核映射，把样本空间映射到一个高维空间中，这样就使得原来样本空间中线性不可分的问题变成高维样本空间中线性可分，从而很好地解决了非线性分类问题。其中核函数恒定义为 $K(x_i，x)$ $(x_i)^T(x)$，在本章中，我们使用径向基核 $K_r(x_i，x)$，多项式核 $K_p(x_i，x)$ 和混合核 $K_{mix}(x_i，x)$ 分别作为核函数，它们的计算公式分别如公式(3-22)，公式(3-23)，公式(3-24) 所示：

$$K_r(x_i，x) = \exp\left(\frac{-\parallel x_i - x \parallel^2}{2\sigma^2}\right) \tag{3-22}$$

$$K_p(x_i，x) = \parallel x_i \cdot x + 1 \parallel^p \tag{3-23}$$

$$K_{mix}(x_i，x) = \beta K_p(x_i，x) + (1-\beta)K_r(x_i，x) \tag{3-24}$$

其中 β 为混合权重因子。另外，我们还采用 k 折交叉验证进行分类器的训练和测试。

3.3 实验及结果分析

该算法的实验平台为 Visual Studio 2010 和 MATLAB 2012b。PC 处理器为英特尔酷睿 i7-3770，主频 3.40GHz，内存 8GB。我们设置了一些必要的参数，以确保我们的方法的准确性和有效性。这些参数值如表 3-2 所示。

表 3-2 　　　　　　　　　　　　　参数值设置

Index	Parameters	Values
1	T_0，θ，n in section 2.1	500Hu，5°，5
2	d_0，d_1，N，σ_1，σ_2，σ_3，σ_4，σ_5 in section 2.2	3mm，30mm，5，0.75mm，1.33mm，2.37mm，4.21mm，7.5mm
3	T_E，T_d，m，C，P，σ，β	0.8，0.25，18，1，3，2.5，0.2

3.3.1　肺分割

采用自适应迭代阈值法和区域生长法对所有肺图像序列进行分割。图 3-13 为肺的分割过程。(a) 列为 5 张从上到下的肺部原始图像。设定初始阈值 T_0 为 500Hu,通过迭代阈值法进行肺图像二值化得到最优阈值 T_{opt}。二值图像如图 3-13(b) 列所示,提取 ROI 图像如图 3-13(c) 列所示,利用区域生长法对肺实质图像进行粗分割如图 3-13(d) 列所示,然后进行气管切除,结果如图 3-13(e) 列所示。利用形态学处理生成肺实质掩膜,分离肺实质结果,如图 3-13(f) 列和 (g) 列所示。

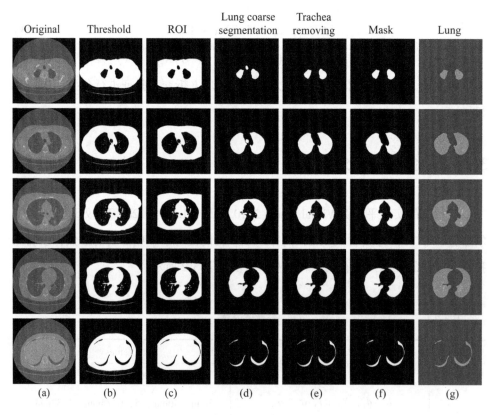

图 3-13　序列 CT 图像肺实质分割

3.3.2 疑似肺结节检测

本章提出的检测方法用于图像上疑似肺结节的检测。首先，构建了两种多尺度增强滤波器，分别对相似球形肺结节图像和圆柱形血管图像进行增强。本章中待增强结节图像的直径在 3~30mm。我们使用了 5 种不同尺度的过滤器，每个尺度的尺寸分别是 0.75mm、1.33mm、2.37mm、4.21mm 和 7.5mm。2 例疑似肺结节检测结果分别见图 3-14 和图 3-15。

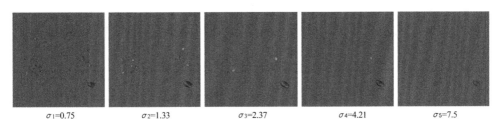

$\sigma_1=0.75$ $\sigma_2=1.33$ $\sigma_3=2.37$ $\sigma_4=4.21$ $\sigma_5=7.5$

图 3-14 数据集 1 上图像增强结果对比图

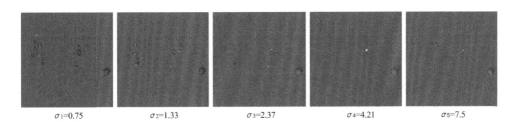

$\sigma_1=0.75$ $\sigma_2=1.33$ $\sigma_3=2.37$ $\sigma_4=4.21$ $\sigma_5=7.5$

图 3-15 数据集 2 上图像增强结果对比图

3.3.3 特征抽取

从结节、血管、胸膜提取的 SNOAH 特征分别如图 3-16、图 3-17、图 3-18 所示。图(b)和图(c)分别为仰角和方位角的统计直方图。从图(c)可以看到，结节的方位角度没有明显的主要方向，它们均匀地分布在 0~360°，而血管的方位角度有明显的主要方向，它们集中在 180°~360°的方位角度，胸膜只分布在几个特殊的角度。因此，本章提出的特征描述子可以区分物体的形状。此外，我们还对几种比较特殊的图像进行了角度直方图统计。胸膜牵引图像结果如图 3-19 所示，血管相交图像如图 3-20 所示。

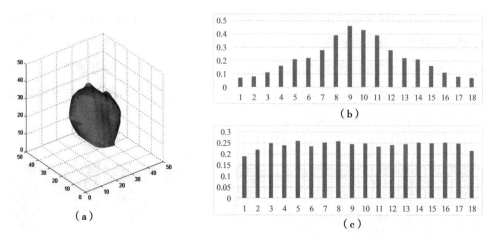

图 3-16　SNOAH 结节特征图

注：（a）结节，（b）仰角，（c）方位角。

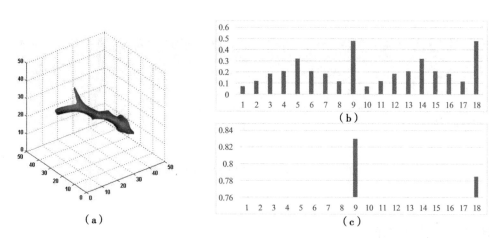

图 3-17　SNOAH 血管特征图

注：（a）血管，（b）仰角，（c）方位角。

3.3.4　SVM 分类

一般来说，多项式核 SVM_P、径向基核 SVM_R 和混合核 SVM_M 分别被用来对肺结节的特征进行分类。通过 K 折交叉验证对每个分类器进行训练和测试。

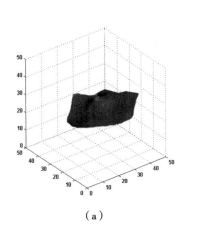 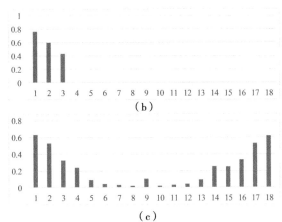

图 3-18　SNOAH 胸膜特征图

注：（a）胸膜，（b）仰角，（c）方位角。

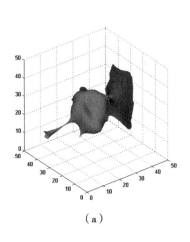 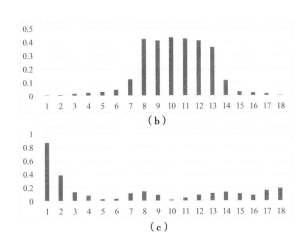

图 3-19　SNOAH 胸膜牵引特征图

注：（a）胸膜牵引，（b）仰角，（c）方位角。

采用灵敏度（SE）、特异性（SPE）、准确性（ACC）和受试者工作特征（ROC）曲线对实验结果进行比较。SE、SPE、ACC 的方程分别如公式（3-25），公式（3-26），公式（3-27）所示。

$$SE = \frac{TP}{TP+FN} \tag{3-25}$$

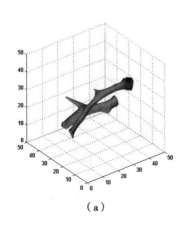

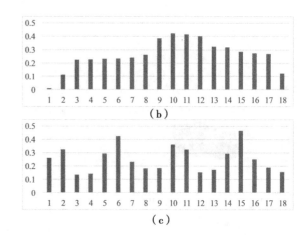

图 3-20   SNOAH 血管相交特征图

注：(a) 血管相交，(b) 仰角，(c) 方位角。

$$SPE = 1 - \frac{FP}{FP+TN} \qquad (3-26)$$

$$ACC = \frac{TP+TN}{TP+FP+TN+FN} \qquad (3-27)$$

其中 FP、TN、TP、FN 分别代表假阳性、真阴性、真阳性、假阴性。另外，三种不同 k 值分类器的实验结果见表 3-3、表 3-4、表 3-5，对应的 ROC 分别见图 3-21、图 3-22、图 3-23。

表 3-3   结节不同 k 值 SVM_P 交叉验证结果

k values	TP	FN	TN	FP	SE	SPE	FPs/case	ACC	AUC
2	78	16	631	57	0.8298	0.9172	1.36	0.9066	0.9015
3	76	18	627	61	0.8085	0.9113	1.45	0.8990	0.8452
4	73	21	626	62	0.7766	0.9099	1.48	0.8938	0.8313
5	72	22	6	53	0.7659	0.9230	1.26	0.9041	0.8876
6	86	8	639	49	0.9149	0.9288	1.17	0.9271	0.9123
7	70	24	627	61	0.7447	0.9113	1.45	0.8913	0.8375
8	68	26	624	64	0.7234	0.9070	1.52	0.8849	0.8079

表 3-4 结节不同 k 值 SVM_R 交叉验证结果

k values	TP	FN	TN	FP	SE	SPE	FPs/case	ACC	AUC
2	88	6	636	52	0.9361	0.9244	1.24	0.9258	0.9181
3	81	13	632	56	0.8617	0.9186	1.33	0.9118	0.8412
4	79	15	633	55	0.8404	0.92	1.31	0.9105	0.8436
5	86	8	640	48	0.9149	0.9302	1.14	0.9284	0.9056
6	88	6	643	45	0.9361	0.9346	1.07	0.9348	0.9241
7	78	16	627	61	0.8298	0.9113	1.45	0.9015	0.8875
8	72	22	619	69	0.7660	0.8997	1.64	0.8836	0.8779

表 3-5 结节不同 k 值 SVM_M 交叉验证结果

k values	TP	FN	TN	FP	SE	SPE	FPs/case	ACC	AUC
2	90	4	650	38	0.9574	0.9448	0.90	0.9463	0.9218
3	84	10	630	58	0.8936	0.9157	1.38	0.913	0.8643
4	84	10	632	56	0.8936	0.9186	1.34	0.9156	0.8695
5	88	6	645	43	0.9362	0.9375	1.02	0.9373	0.9056
6	91	3	652	36	0.9681	0.9477	0.96	0.9501	0.9456
7	87	7	640	48	0.9255	0.9302	1.14	0.9297	0.8952
8	87	7	639	49	0.9255	0.9288	1.17	0.9284	0.8896

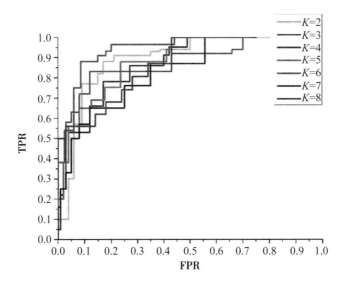

图 3-21 SVM_P 的 ROC 曲线

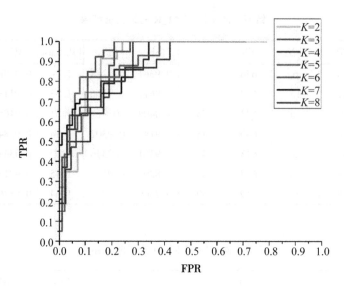

图 3-22　SVM_R 的 ROC 曲线

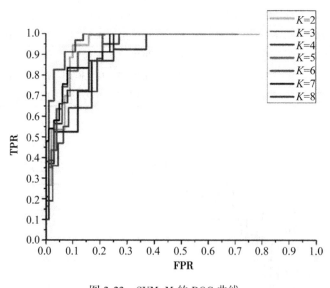

图 3-23　SVM_M 的 ROC 曲线

　　每个分类器的最佳结果如表 3-6 所示，其中 k 的值为 6。由表 3-6 可以看出，SVM_M 的分类性能最好，灵敏度为 96.81%，假阳性为 0.96，优于 SVM_P 和 SVM_R。SVM_P 和 SVM_R 的分类灵敏度分别为 93.62% 和 91.49%，这也验证了我们的特征的有效性。

表 3-6				k 值为 6 分类器的性能					
Methods	TP	FN	TN	FP	SE	SPE	FPs/case	ACC	AUC
Nodules candidates	94	0	0	688	1	0	16.38	—	—
SVM_P	88	6	643	45	0.9362	0.9346	1.07	0.9345	0.9241
SVM_R	86	8	639	49	0.9149	0.9288	1.17	0.9271	0.9123
SVM_M	91	3	652	36	0.9681	0.9477	0.96	0.9501	0.9456

3.4　小结

实验结果表明，本章提出的方法与传统方法相比具有较高的准确率和较低的误报率。该方法采用自适应阈值迭代法和区域生长法对肺实质图像序列进行分割；采用结节增强滤波器和血管增强滤波器分别对肺三维图像中的结节图像和血管图像进行增强；增强后的肺结节图像中去除血管图像，获得疑似结节图像，可大大减少血管型假阳性结节；利用不同核函数的 SVM 分类器提取疑似肺结节图像的 SNOAH 特征并进行分类，通过提取有效特征进一步去除疑似肺结节中的假阳性结节。

第4章 基于分层极限学习机的肺结节自动诊断方法

传统肺结节计算机辅助诊断中需要提取大量的纹理、形状等特征，这将会大大增加系统的复杂度，而且整个系统的性能很大程度上依赖提取的特征，造成系统稳定性差。深度学习技术能够通过自主学习获取原始数据中的深层特征，很好地解决特征提取所带来的问题，近年来专家学者在肺结节诊断方面做了大量的研究，取得的成果很多。基于深度学习技术的肺结节 CAD 系统很好地解决了传统 CAD 系统中特征提取困难、烦琐等问题。但是，卷积神经网络、深度信念网络以及基于 BP 神经网络的自编码在训练的过程中存在大量的参数需要调整，尤其是大数据情况下，训练时间往往是以小时或者天数为单位(CPU 硬件环境下)，本章中使用一种训练速度极快的机器学习算法——极限学习机(extreme learning machine，ELM)作为自编码网络的编码算法对肺结节图像从低阶到高阶进行有效特征的提取。

4.1 基础概念与理论

4.1.1 自编码网络

自编码网络是一种三层结构的无监督学习神经网络，网络的目标输出就是原始输入数据。一般来说，自编码网络包括两个部分：编码网络和解码网络，如图 4-1 所示。编码网络是将输入数据从高维空间转换到低维空间的编码，解码网络则是从低维编码空间重构输入数据。

编码网络由编码函数 f_θ 组成，该函数称为编码器，对于每个输入数据 x，编

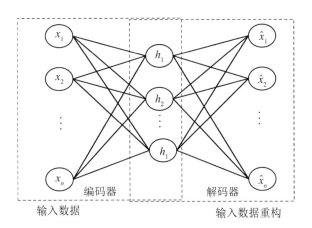

图 4-1　自编码结构图

码公式定义如公式(4-1) 所示。

$$h = f_\theta(x) \tag{4-1}$$

其中 h 是输入数据 x 通过编码器编码后得到的编码向量。解码网络由被称为解码器的解码函数 $g_{\theta'}$ 构成，它将 h 从低维空间重新映射到高维空间，解码公式定义如公式(4-2) 所示。

$$\hat{x} = g_{\theta'}(h) \tag{4-2}$$

编码阶段和解码阶段的参数是通过最小化重构误差不断调整更新得到，自编码的目标在于对于 M 个训练样本，最小化样本的重构误差 $L(x, \hat{x})$，其中 $L(x, \hat{x})$ 是损失函数，用来衡量输入数据 x 和输出数据 $\hat{x}$ 的差异。总之，自编码的训练过程是为了找出合适的参数集 θ 和 θ' 使得重构误差最小，其公式定义如公式(4-3) 所示：

$$\varphi_{AE}(\theta, \theta') = \frac{1}{M} \sum_{m=1}^{M} L(x, g_{\theta'}(f_\theta(x^m))) \tag{4-3}$$

编码器和解码器通常是通过如公式(4-4)，公式(4-5) 所示的非线性映射实现的：

$$f_\theta(x) = s_f(Wx + \boldsymbol{b}) \tag{4-4}$$

$$g_{\theta'}(x) = s_g(W^{\mathrm{T}}x + \boldsymbol{d}) \tag{4-5}$$

其中，s_f 和 s_g 分别是编码和解码阶段的激活函数。$\theta = \{W, \boldsymbol{b}\}$ 为编码器的参数集，$\theta' = \{W^{\mathrm{T}}, \boldsymbol{d}\}$ 为解码器的参数集，其中 $\boldsymbol{b}$ 和 $\boldsymbol{d}$ 是偏置向量，W 和 W^{T} 是权值

矩阵。

4.1.2　极限学习机

极限学习机是一种单隐层前馈神经网络的学习算法，这种方法基于穆尔-彭罗斯广义逆并且能够对一般线性优化系统提供最小二乘解。在这种算法中，隐含层节点的参数是随机生成的，不需要调整并且独立于训练数据。输入数据从输入空间映射到 L 维的隐含层特征空间。极限学习机的输出如公式(4-6)所示：

$$f_L(x) = \sum_{i=1}^{L} \beta_i h_i(x) = h(x)\boldsymbol{\beta} \tag{4-6}$$

其中，$\boldsymbol{\beta} = [\beta_1, \cdots, \beta_L]^T$ 是隐含层到输出层的输出权重矩阵，$h(x) = [h_1(x), \cdots, h_L(x)]$ 表示 D 维输入数据 X 在 L 个隐含节点的输出。$h(x)$ 是将数据从 D 维的输入空间映射到 L 维的隐含层特征空间 H，因此，$h(x)$ 实际上是一种特征映射。上述线性等式的矩阵形式如公式(4-7)所示：

$$H\beta = T \tag{4-7}$$

其中 H 是隐含层输出矩阵

$$H = \begin{bmatrix} h(x_1) \\ \vdots \\ h(x_N) \end{bmatrix} = \begin{bmatrix} h_1(x_1) & \cdots & h_L(x_1) \\ \vdots & \vdots & \vdots \\ h_1(x_N) & \cdots & h_L(x_N) \end{bmatrix} \tag{4-8}$$

$T = [t_1, \cdots, t_N]^T$ 是期望输出标签矩阵。上述等式的解为：$\beta = H^+ T$，其中 H^+ 是矩阵 H 的穆尔-彭罗斯广义逆。

基于极限学习机的等价约束优化方法是根据标准优化理论提出的，是为了解决极限学习机线性等式最小化输出权重 $\|\beta\|$。根据极限学习机学习理论，由于 ELM 使用广泛的特征映射 $h(x)$，因此 ELM 能够逼近任意连续目标函数。也就是说，对于任意连续的目标函数都存在序列 β_i，使得公式(4-9)成立

$$\lim_{L\to\infty} \|f_L(X) - f(x)\| = \lim_{L\to\infty} \|\sum_{i=1}^{L} \beta_i h_i(x) - f(x)\| = 0 \tag{4-9}$$

由于拥有通用逼近能力，基于 ELM 的等价约束优化分类问题可以用公式表示为

$$\text{minimize：} Lp_{ELM} = \frac{1}{2}\|\beta\|^2 + c\frac{1}{2}\sum_{i=1}^{N}\xi_i^2$$

$$\text{subject to：} h(x_i)\beta = t_i - \xi_i, \quad i = 1, \cdots, N. \tag{4-10}$$

上述优化等式会由于训练集的大小不同而得到不同的解，因此减小了计算复杂度。

根据以上的讨论，极限学习机训练算法总结如下：

步骤 1：设置隐含层节点的个数并随机初始化隐含层节点的参数。

步骤 2：计算隐含层输出矩阵 H。

步骤 3：通过计算隐含层矩阵 H 的广义逆求出输出权重向量 $\hat{\beta} = H^+ T$，其中 H^+ 是 H 的 穆尔-彭罗斯广义逆。

4.1.3　深度特征学习

1. 无监督特征学习

无监督特征学习是指从无标签的数据中挖掘有效的特征，其学习方法一般包括度量样本间相似性的聚类方法和基于概率密度的方法。上节中提到的自编码网络就是一种无监督特征学习过程，整个网络首先随机初始化网络参数，然后通过无监督的学习调整网络参数，得到满足收敛条件的参数值，以此参数作为自编码的权值，整个过程中没有分类标签，这种无监督学习方法具有较快的收敛速度。

2. 有监督特征学习

有监督特征学习是指使用包含类别标签的样本集对编码过程的参数进行调整，使其具有更好的分类效果。有监督特征学习是从含标签的数据中学习，每次训练中都包含输入数据和期望输出的样本标签，监督学习算法通过分析这些数据规律，推断出一种可以产生新任务的功能。

4.2　材料与预处理

本章使用的图像数据收集于山西省某医院。它包括 219 名进行肺癌筛查的 CT 扫描患者。在放射科医生筛查过的所有病例中。120 例确诊为肺结节，每人 48 张 CT 图像。在 120×48 = 5760 张 CT 图像中，专家小组确定了 2800 个肺结节，其中恶性结节 1620 个，良性结节 1180 个。CT 图像大小为 256 × 256 像素，如图 4-2 所示。为了去除部分其他组织（如肌肉、血管、骨等），将 CT 图像中的肺结节全部分割，如图 4-2(c) 所示。肺结节的外矩形区被视为感兴趣区(ROI)。

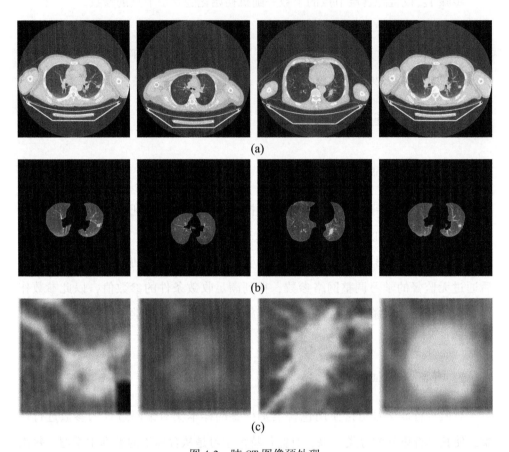

图 4-2　肺 CT 图像预处理

注：(a) 原始 CT 图像，(b) 肺实质分割，(c) 裁剪后的肺结节图像。

4.3　方法描述

图 4-3 显示了本章提出的方法的诊断流程。首先，按照上一节的预处理方式提取 CT 的 ROI。其次，采用自适应直方图均衡化方法增强原始图像的对比度。再次，将预处理后的图像作为检测网络的输入，利用基于 ELM 的无监督多层自

动编码器发现 CT 中肺结节图像的高级特征表示。最后，利用 ELM 分类器根据自编码网络的输出结果生成最终的诊断结果。

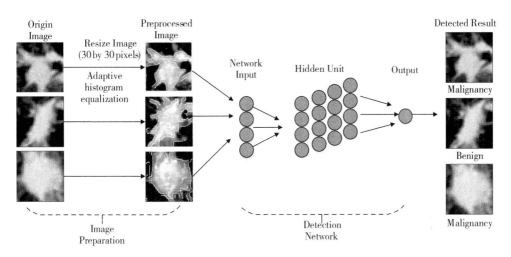

图 4-3　本方法流程图

4.3.1　肺图像增强

肺结节图像在采集、传输和转换过程中往往会受到噪声污染，导致图像模糊、对比度低、边缘不清晰，不利于后续特征的学习。图像增强方法可以消除这些负面因素，从而突出图像中感兴趣的区域。传统的直方图均衡化方法可以增强图像的对比度。但由于图像数据中的离散灰度量化，会丢失图像细节信息。因此，我们提出了一种自适应直方图均衡化方法来增强肺结节 CT 图像，该方法可以尽可能保留图像信息的细节。

梯度算子可以通过微分运算增强图像边缘等突变区域，对提取图像细节非常有效。本章采用 Sobel 梯度算子对图像进行增强。

$$
\begin{aligned}
g_{\text{Sobel}} = & \mid (f(x-1,\ y-1) + 2f(x-1,\ y) - f(x-1,\ y+1)) - \\
& (f(x+1,\ y-1) + 2f(x+1,\ y) + f(x+1,\ y+1)) \mid + \\
& \mid (f(x-1,\ y-1) + 2f(x,\ y-1) + f(x+1,\ y-1)) - \\
& (f(x-1,\ y+1) + 2f(x,\ y+1) + f(x+1,\ y+1)) \mid
\end{aligned}
\tag{4-11}
$$

其中，采用 g_{Sobel} 梯度算子表示处理后的图像。$f(x, y)$ 为像素点的值，(x, y) 为像素坐标，$|\cdot|$ 为绝对值。

为了保留更多的图像细节，自适应权重系数定义如下：

$$k_{x, y} = k'\left(\frac{\sigma^2_{x, y}}{\sigma^2} - 1\right) \tag{4-12}$$

其中 k' 为给定值，表示以 (x, y) 为中心的 $W \times W$ 窗口中像素点的方差值。σ^2 是整个图像的像素方差。显然，k' 值越大，位于 (x, y) 中的点包含的信息越详细，相应的权重系数 $k_{x, y}$ 也会变大。

我们用 $g_{\text{hist}}(x, y)$ 表示采用直方图均衡化方法的增强图像，用 $g_{\text{adapt-hist}}(x, y)$ 表示采用自适应直方图均衡化方法的增强图像。

$$g_{\text{adap-hist}}(x, y) = g_{\text{hist}}(x, y) + k_{x, y} \cdot g_{\text{Sobel}}(x, y) \tag{4-13}$$

首先，本章提出的基于自适应直方图均衡化的图像增强算法如下所示。

步骤 1：直方图均衡化时，首先根据公式(4-14)计算变换函数 $T(r)$。

$$T(r_k) = \sum_{i=0}^{k} P(r_i) = \sum_{i=0}^{k} n_i/N \tag{4-14}$$
$$k = 0, 1, \cdots, L - 1 \quad \text{and} \quad 0 \leqslant r_k \leqslant 1$$

式中 $P(r_i)$ 为输入图像 i 级的概率密度函数；N 为输入图像的总像素数；N_i 为 i 级的输入像素数。

步骤 2：根据变换函数 $T(r)$ 将原始图像映射到直方图均衡化图像 $g_{\text{hist}}(x, y)$。

步骤 3：使用公式(4-11)通过 Sobel 梯度算子提取图像细节信息 $g_{\text{Sobel}}(x, y)$。

步骤 4：利用公式(4-12)计算自适应权重系数 $k_{x, y}$。

步骤 5：使用公式(4-13)表示自适应直方图均衡化计算处理后的图像。

图像增强效果如图 4-4 所示：

从实验结果可以看出，使用直方图均衡算法，原始图像更容易被过度增强、细节信息更容易丢失。而本章所提算法对肺结节图像进行了全局和局部增强，不仅目标图像得到了较大幅度的增强，背景图像也得到了一定程度的增强。

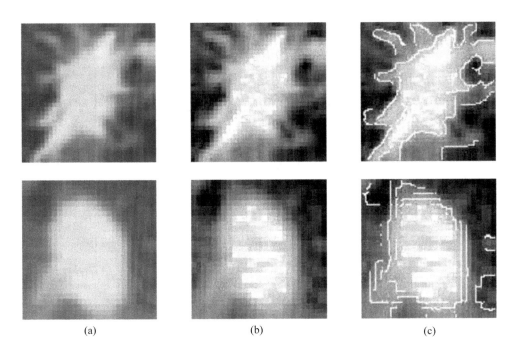

(a) (b) (c)

图 4-4　自适应直方图均衡化增强图

注：第一行图像表示恶性结节，第二行图像表示良性结节，（a）列为原始肺结节图像，（b）列为直方图均衡化图像，（c）列为自适应直方图均衡化图像。

4.3.2　基于 H-ELM 的肺结节诊断

1. 极限学习机

极限学习机（ELM）是一种基于单隐层前馈神经网络的新兴学习算法。该方法基于穆尔-彭罗斯广义逆，给出了一般线性系统的最小二乘解。该算法不依赖训练数据，随机生成 ELM 的隐层参数，无须调整。训练速度快，训练精度高。输入数据从输入空间映射到 L 隐层特征空间。ELM 的输出可以写成公式（4-15）。

$$f_L(x) = \sum_{i=1}^{L} \beta_i h_i(x) = \boldsymbol{h}(\boldsymbol{x})\boldsymbol{\beta} \tag{4-15}$$

其中，$\boldsymbol{\beta} = [\beta_1, \cdots, \beta_L]^{\mathrm{T}}$ 是连接隐藏神经元和输出神经元的权值向量，

$h(x) = [h_1(x), \cdots, h_L(x)]$ 为隐含层的输出向量。$h(x)$ 实际上是输入空间到 L 维隐含层特征空间的一个特征映射。以上线性方程可以写成以下矩阵形式：

$$H\beta = T \tag{4-16}$$

其中，H 为隐含层的输出矩阵。T 是期望输出。

$$H = \begin{bmatrix} h(x_1) \\ \vdots \\ h(x_N) \end{bmatrix} = \begin{bmatrix} h_1(x_1) & \cdots & h_L(x_1) \\ \vdots & \vdots & \vdots \\ h_1(x_N) & \cdots & h_L(x_N) \end{bmatrix} \tag{4-17}$$

$$T = \begin{bmatrix} t_1^{\mathrm{T}} \\ \vdots \\ t_N^{\mathrm{T}} \end{bmatrix} = \begin{bmatrix} t_{11} & \cdots & t_{1m} \\ \vdots & \vdots & \vdots \\ t_{N1} & \cdots & t_{Nm} \end{bmatrix} \tag{4-18}$$

公式(4-16) 的解为：$\beta = H^+ T$。根据岭回归理论，在 HH^{T} 或 $H^{\mathrm{T}}H$ 的对角线元素上加一个正值($1/C$) 可以提高 ELM 的鲁棒性。

$$\beta = H^+ T = H^{\mathrm{T}} \left(\frac{1}{C} + HH^{\mathrm{T}} \right)^{-1} T \tag{4-19}$$

对应的 ELM 输出函数为：

$$f(x) = h(x)\beta = h(x)H^{\mathrm{T}} \left(\frac{1}{C} + HH^{\mathrm{T}} \right)^{-1} T \tag{4-20}$$

与传统学习算法相比，ELM 的输出权值 $\|\beta\|$ 趋向于达到最小的训练误差和最小范数，使整个网络具有最优的泛化性能。

2. 分层极限学习机框架

ELM 主要解决单隐含层神经网络在分类性能上的问题，它是一种单层结构。即使选择了大量的隐含层节点，图像特征的学习效果仍然不好，因此需要从单层 ELM 扩展到多层 ELM，以达到更快的训练速度、更好的特征学习能力和分类性能。本章提出的 H-ELM 以多层形式建立，如图 4-5 所示。与现有的深度学习训练框架不同，本章提出的 H-ELM 体系结构在肺结节诊断中的应用由两个独立的部分组成：(1)无监督分层特征学习；(2)监督特征分类。H-ELM 通过 ELM 稀疏自动编码器提取输入数据的多层稀疏特征。与 ELM 相比，它具有更紧凑、更丰富的特性。通过 ELM 分类器对提取的特征进行分类，既提高了 ELM 的学习性能，又保持了较快的训练速度。

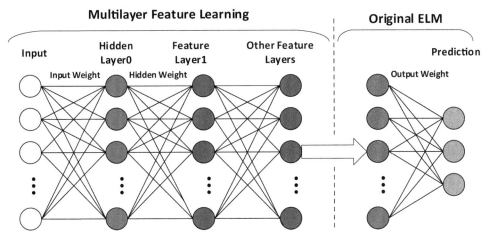

图 4-5　H-ELM 学习算法

（1）ELM 稀疏自动编码器

在准确捕获肺结节的基础上，如何提取和选择特征是肺结节自动诊断的重要组成部分。本章提出了一种基于 ELM 的无监督自动编码器来提取输入数据的多层压缩特征。该编码器的目的是通过重构尽可能接近输入数据的输出来近似输入数据，然后利用 ELM 的一般逼近能力构造编码器，并在编码器优化中加入稀疏约束，以产生更稀疏、更紧凑的输入特征。ELM 稀疏自动编码器优化模型表示为：

$$o_\beta = \underset{\beta}{\mathrm{argmin}}\{\ \|\ H\beta - X\ \|^2 + \|\ \beta\ \|_{l_1}\}\qquad(4\text{-}21)$$

在编码过程中，采用快速迭代收缩阈值算法（FISTA）求解公式（4-21）中的问题，得到输出权值 $\beta \in \mathrm{R}^{N \times L}$。FISTA 最小化一个复杂度为 $O(1/j^2)$ 的光滑凸函数，其中 j 为迭代次数。FISTA 的实现如下所示：

步骤 1：计算平滑凸函数 ∇p 的梯度的 Lipschitz 常数 γ，其中，$P = \|\ H\beta - X\ \|^2$。

步骤 2：以 $y_1 = \beta_0$，$t_1 = 1$ 作为初始点开始迭代。

步骤 3：对于 $j\ (j \geqslant 1)$，$\beta_j = s(y_j)$，其中 $s(y_j)$ 被定义为公式（4-22），

$$s_\gamma = \mathrm{argmin}\left\{\frac{1}{2}\ \|\ \beta - (\beta_{j-1} - \frac{1}{\gamma}\ \nabla P(\beta_{j-1}))\ \|^2 + q(\beta)\right\}\qquad(4\text{-}22)$$

其中，$q(\beta) = \| \beta \|_{l_1}$。

步骤 4：利用公式（4-23）计算系数 t。

$$t_{j+1} = \frac{1 + \sqrt{1 + 4t_j^2}}{2} \tag{4-23}$$

步骤 5：利用公式（4-24）计算 y_{j+1}。

$$y_{j+1} = \beta_j + \left(\frac{t_j - 1}{t_{j+1}} \right)(\beta_j - \beta_{j-1}) \tag{4-24}$$

步骤 6：重复步骤 3 到步骤 5 以计算下一个输出 β。

得到输出权重 β 后，进行 N 层无监督特征学习，得到 SPN 图像的高层紧凑特征。在数学上，每个隐含层的输出可以写成：

$$H_i = g(H_{i-1})\beta \tag{4-25}$$

其中 H_i 是第 i 个隐含层的输出（$i \in [1, K]$）。在这里我们可以将 H-ELM 的每个隐含层视为 SPN 图像的独立特征提取器。随着层数的增加，输入图像的冗余信息被消除，最终特征变得更加紧凑。

从图 4-5 中我们可以看到第 K 个隐含层的输出，即 H_K 被视为经过无监督分层特征学习后从输入图像中提取的高级特征。

（2）EML 预测模型

人工神经网络是一种成功的分类器，被广泛应用于许多领域。但是，传统网络的普遍问题是学习速度慢，因为网络的训练过程是基于梯度的算法，并使用迭代的方式来调参。ELM 作为单隐层前馈神经网络，具有以下重要特点以区别于传统的基于梯度学习算法的前馈神经网络。①ELM 的学习速度极快。在许多应用程序中，ELM 的学习阶段可以在几秒钟或不到一秒钟的时间内完成。②在大多数应用中，ELM 比基于梯度的学习（如 BP 神经网络）具有更好的泛化性能。③ 此外，ELM 与支持向量机（SVM）一样，对小样本分类具有良好的泛化能力。

为了验证本章提出的分类方法，我们应用了 10 折交叉验证。我们将整个图像集（2800）随机划分为 10 个子集，然后使用 10 个子集中的 9 个（2520）进行训练，剩余的 1 个（280）用于测试。这个过程依次重复 10 次。

4.4　实验结果

4.4.1　网络构建

在本节中，将展示 H-ELM 网络的构建。在无监督特征学习阶段，需要指定自动编码层数和隐含层的激活函数。在模拟中，我们设置了不同的层数来计算诊断准确率，每次涉及的迭代执行 10 次，如图 4-6 所示。当自动编码层数设置为 3 时，整体准确率更加稳定和高于其他设置。

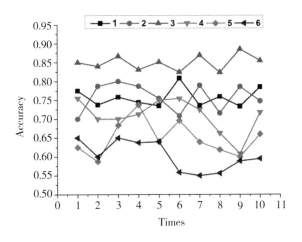

图 4-6　不同数量的隐含层准确率测试

在自动编码阶段，如果隐含层的激活函数是线性的，并且使用均方误差准则进行训练，则自动编码器函数类似于 PCA，隐含层通过学习显示输入图像的主要成分。如果隐含层是非线性的，自动编码器可以捕获输入图像分布的多模型方面。图 4-7 显示了应用于 H-ELM 的不同类型的激活函数导致不同的分类精度，其中"Hardlim"代表硬极限函数，"Purelin"代表线性函数，"Gaussian"和"Sigmoid"代表非线性函数。结果表明，采用非线性激活函数的 H-ELM 比采用线性激活函数的 H-ELM 获得了更好的测试精度。具有高斯函数的 H-ELM 获得了最好的测试精度。因此，我们采用高斯函数作为自动编码器的激活函数，以确保整个 H-ELM 具有最佳性能。

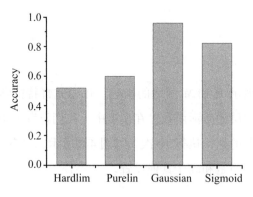

图 4-7　使用不同的激活函数准确率测试

在监督特征分类阶段，H-ELM 训练过程相比传统的人工神经网络训练算法需要的参数更少。我们只需要指定两个参数：输出权重计算的参数 C 和隐含层节点数 L。仿真实验中，C 设为 $\{10^0,\ 10^2,\ 10^4,\ 10^6,\ 10^8,\ 10^{10},\ 10^{12}\}$，$L$ 设为 $\{10,\ 20,\ \cdots,\ 200\}$。

图 4-8 显示了 H-ELM 在 L 子空间中的测试精度，当 L 大于 90 时，精度曲线变化不大，随着 L 的增大，适当的 C 会使精度曲线更加平滑，呈现上升趋势。最后，隐含层节点数 L 设为 90，C 设为 10^8。

4.4.2　定量评估

在实验中，所有的图像示例都被调整为相同的大小，以确保输入数据具有相同的维度。使用四个估计标准来分析所得结果：假阳性（FP）表示恶性结节，但实际上是良性；假阴性（FN）表示良性结节，但实际上是恶性；真阳性（TP）表示真正的恶性结节，真阴性（TN）表示真正的良性结节。这四个标准汇总在一个 2×2 关联表中，如表 4-1 所示。获得的实验结果分别对比由公式(4-26)定义的测试的特异性、由公式(4-27)定义的灵敏度和由公式(4-28)定义的准确率。

从表 4-1 中可以看出，考虑所有 2800 张肺结节图像，89 个恶性结节误诊为良性结节，142 个良性结节误诊为恶性结节。该方法的灵敏度为 94.5%（1531/1620），特异度为 88.0%（1038/1180），准确度为 91.8%（2569/2800）。

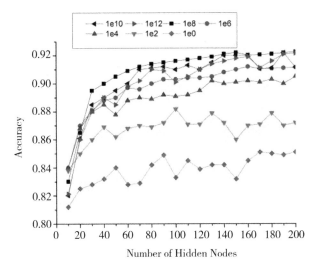

图 4-8 H-ELM 在(C, L) 子空间中的测试精度

$$sensitivity = \frac{TP}{TP+FN} \qquad (4\text{-}26)$$

$$specificity = \frac{TN}{TN+FP} \qquad (4\text{-}27)$$

$$accuracy = \frac{TP+TN}{TP+TN+FP+FN} \qquad (4\text{-}28)$$

表 4-1 本方法的交叉矩阵

Malignant Nodules		Benign Nodules		Total
True Positive	1531	True Negative	1038	2569
False Negative	89	False Positive	142	231
Total	1620		1180	2800

为了进一步说明我们提出的 H-ELM 方法在肺结节诊断中的有效性，我们使用的数据被广泛应用于评估肺结节图像分类的不同方法。为了公平比较，我们使

用 10 折交叉验证方法来测试相同的数据集并获得平均值。此外，我们将我们的肺结节图像分类方法的结果与其他方法进行了比较。Suzuki（2003）、Jing（2010）和 Polat（2008）使用了传统的诊断方法，Devinder（2015）、Jia（2015）和 Shen（2015）使用了深度学习技术。结果如图 4-9 所示。使用深度学习技术的方法的分类性能总体上优于传统方法。此外，本章提出的方法获得了有希望的结果，并且优于传统方法和深度学习方法。

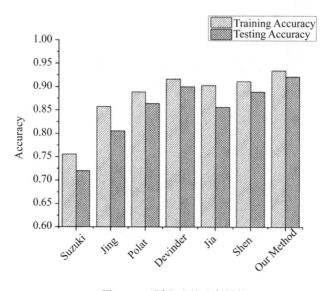

图 4-9　不同方法的诊断性能

4.4.3　定性评估

受试者工作特征（receiver operating characteristic，ROC）曲线是一种被普遍用来评估二值回归分析的有力工具，该曲线的纵坐标为灵敏度（真阳性率），横坐标为假阳性率（1−特异度）。在进行不同肺癌诊断方法比较时，本章将不同方法的 ROC 曲线绘制到同一坐标中，以直观地鉴别优劣，靠近左上角的 ROC 曲线代表该方法的分类性能最优，如图 4-10 所示，本章方法的诊断性能略优于其他的诊断方法。

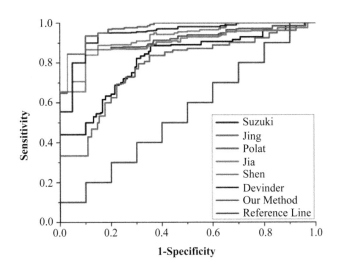

图 4-10 不同方法得到的 ROC 曲线

ROC 曲线计算后，曲线下面积（AUC）如表 4-2 所示。AUC 的值通常在 0.5 到 1.0 之间。AUC 值越接近 1，说明诊断效果越好，反之亦然。当 AUC ＝ 0.5 时，表示无诊断能力。通过我们的方法获得的 AUC 值为 0.9151。

表 4-2 不同方法的诊断性能

Classification performance standards		AUC
Traditional	Suzuki	0.8340
Diagnosis	Jing	0.8206
Framework	Polat	0.9063
Deep	Devinder	0.9057
Learning	Jia	0.8576
Framework	Shen	0.8902
	Our method	**0.9151**

4.4.4 计算复杂度

每种方法的计算复杂度主要取决于图像特征的计算。Suzuki（2003）在他们的系统中提取了 Tsallis 熵和香农熵作为纹理描述符。形状、灰度和纹理特征由 Jing（2010）计算。Polat（2008）使用主成分分析将 57 个特征减少到 4 个特征，然后利用基于模糊加权预处理的加权方案。Devinder（2015）、Jia（2015）和 Shen（2015）使用深度学习技术来提取图像特征。表 4-3 显示了每种方法的平均计算时间。所有方法均在 MATLAB 2012b 环境中实现，并在配备 3.40-GHz Intel Core i7-3770 处理器和 8 GB RAM 的个人计算机上执行。从表 4-3 可以看出，深度学习框架的计算速度比传统诊断模型快得多。在表 4-3 所示的最后四种方法中我们的方法具有最小的计算复杂度。由于与传统深度学习框架中的贪婪分层学习不同，特征学习和分类在我们的框架中是两个独立的部分，整个系统不需要参数微调。因此，其训练速度可以比传统的基于 BP 的自动编码器框架快得多。

表 4-3　　　　　　　　　　　　不同方法的计算时间

Classification performance standards		Training Time(s)	Testing Time(s)
Traditional	Suzuki	35.56	10.67
Diagnosis	Jing	58.07	16.98
Framework	Polat	87.52	33.58
Deep	Devinder	16.84	1.56
Learning	Jia	21.64	2.09
Framework	Shen	78.68	3.60
	Our method	**6.37**	**0.51**

4.5　小结

本章提出了一种肺结节自动诊断的新方法。该方法中 CT 图像被输入无监督的多层自动编码器网络以获得更紧凑和更有意义的高级特征表示，并且由原始 ELM 实现监督特征分类以进行最终决策。实验结果表明，本方法优于使用相同数据集的现有方法。这项研究的结果证明，本章所提出的方法对于肺结节的诊断是准确、快速、高效、稳健的。

第5章　基于深度多索引哈希的肺结节相似图像快速检索

肺部 CT 图像检索是肺癌计算机辅助诊断领域的一个热点课题，肺部疾病种类繁多，相似病症在图像上区别较小，影像中组织外观变化不明显等原因增加了医师诊断相似性病灶区域的难度。此外，影像学技术的不断发展使医疗数据爆炸式增长，在医学大规模数据下充分利用历史病例数据，通过计算机实现类似于医师诊断过程的相似性检索，可以减少对医师工作量的需求，提高医师的工作质量和工作稳定性，极大地降低漏诊误诊情况，从而让医师快速、高效地诊断患者，并为患者提供定制化智能诊疗方案。

本章将深度模型所学习到的哈希编码直接作为图像内存地址，并通过线性搜索计算汉明距离完成图像检索任务。但是由于肺部疾病种类繁多，对所学习的哈希编码的长度也会有所要求，仅仅通过线性搜索来计算哈希汉明距离仍然存在效率低下的问题。因此，本章针对上述问题构建了一种有效的索引机制，在维持检索精度基本不变的情况下将检索时间代价降为次线性搜索。

5.1　基础概念和理论

5.1.1　深度学习模型

1. 前馈神经网络

前馈神经网络的组成结构单元是一个一个的神经元"细胞"，之所以这么定义，是因为它模拟了人类大脑中的突触神经元，这些神经元通过多个树突接受脉冲信号的刺激，然后通过唯一的轴突将积累到一定阈值的信号通过放电的形式传递出去，而前馈神经网络的神经元不仅在结构上和生物神经元类似，传递信息的方式也受到了人脑的启发，如图 5-1 所示。

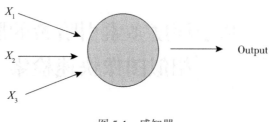

X_1

X_2

X_3

Output

图 5-1 感知器

在前馈神经元网络的感知机里 X 是其他感知机的输入，我们将中间部分称为神经元，神经元会对输入感知机里的向量通过函数进行非线性运算，将其转化成实数值的形式输出，X 输入神经元后，感知机将对其分配一个权重，每一个 X 都与这个权重相乘再进行求和，最后将与神经元的阈值进行比较，大于阈值则感知机允许输出，输出值为 1；若小于阈值，输出值为 0。上述运算是单个感知机完成的操作，由于一个感知机进行加权处理的能力有限，当我们需要处理的向量增多时，可以使用叠加感知机的方式生成前馈神经网络来处理数据，如图 5-2 所示。

多层感知机又称人工神经网络，分为三部分：输入层、隐藏层和输出层。从图中可知层与层之间神经元是全连接的形式。信息的传递方式朝着前向一个方向，输入输入层的数据需要是向量的形式，因为只有当神经网络的输出是非线性形式的时候，神经网络才能和其他非线性模型一起联合使用。这时的神经网络仍存在着诸如梯度不稳定、训练时间长、网络运算效率不高等问题。前馈神经网络可以说是深度学习模型的基础，被运用得十分广泛。另一种常见的神经网络是反馈神经网络，反馈神经网络是指网络中神经元的输出不仅会传递到下一层，还会同时传递给同一层的其他神经元，而前馈神经网络中同一层的神经元之间是没有连接的。BP 神经网络作为前馈神经网络大家族中的一员，近年来也受到学者的关注，它不像前馈神经网络仅局限于朝一个方向传递信号，而是在将输入进行前向传播的同时计算出误差值，进而反向更新权重和偏置，在这个循环过程里不断试验、更新，直到差值越来越小。

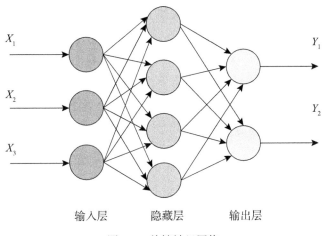

图 5-2 前馈神经网络

2. 卷积神经网络

卷积神经网络(CNN)是一种通过卷积计算的前馈神经网络。自 2012 年起大量的卷积神经网络模型被提出，例如 AlextNet、VGG、ResNet 以及 DenseNet 等应用于图像处理领域的模型，其优势在于内部结构的局部连接，且权重值是共享的，前者类似于人脑内部的神经元之间的连接，简化了模型的结构，后者使模型过拟合的风险降低，提高模型训练效果。

CNN 网络的三层结构：卷积层、池化层、全连接层。卷积其实是强调输入的某些特征，然后将特征强化后提取出来，在 CNN 中，就是通过不断地改变卷积核矩阵的权值来关注不同的细节，提取不同的特征，也就是说，在我们初始化卷积核即权重参数后，通过梯度下降不断降低损失来获得最好的权重参数，而整个过程都是 CNN 自动调整的。卷积操作的输出结果都是线性的，无关乎神经网络中卷积层的层数。神经网络不足之处就在于对于非线性的函数无法处理，进而影响了特征向量的表达效果。因此，在 CNN 中加入非线性激励函数来弥补其不足，从而完善模型表达能力。图 5-3 展示了卷积运算的工作原理。假设输入文本为 $A(a \times b)$，卷积核大小为 $B(c \times b)$，则 A 和 B 卷积运算后即可得到特征值 $C(m \times n)$。此外在卷积运算中还需要设置填充值(padding，简称 p)和步长

（stride，简称 s），填充的作用是希望边缘信息不要弱化，步长是指窗口每次滑动多少尺寸。在这里输出特征的维度公式如下：

$$m = \left\lfloor \frac{a + 2p - c}{s} + 1 \right\rfloor, \ n = \left\lfloor \frac{b + 2p - b}{s} + 1 \right\rfloor \tag{5-1}$$

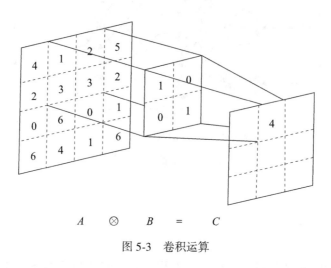

$$A \quad \otimes \quad B \quad = \quad C$$

图 5-3　卷积运算

池化层通常跟在卷积层后面，其作用是将卷积层获取的特征进行压缩，从而减少网络结构的参数数量，加快网络训练过程。池化方式主要有两种：最大池化和平均池化。该层需要设置池化窗口大小和步长，输出特征大小计算同上。最大池化在池化窗口中选最大值来作为输出，平均池化是对池化窗口中的元素取平均值。池化窗口的存在只是将特征压缩，不会改变特征的个数。

全连接层与我们之前的深度神经网络中的结构一样，所有的神经元之间都要进行权重学习，它一般放在卷积池化层后面。一是为了将学习的特征通过非线性组合再进行学习，二是将卷积池化的特征平铺开来连接到输出层。在检索领域，通常将全连接层学习到的特征作为检索时的匹配特征。

5.1.2　哈希技术

1. 无监督哈希

无监督哈希是指不需要利用数据的标签信息来学习哈希函数，其中局部感知哈希(LSH)是最具有代表性的无监督哈希算法。这种方法与传统的哈希方法的区别在于哈希冲突的处理方式上，传统的哈希算法是通过哈希函数将原始数据映射在相应的桶内，当出现哈希冲突时会进行二次哈希来解决该问题；而 LSH 是希望借助于哈希冲突将原始空间中相似的数据全部映射到一个桶内。

定义 5-1　LSH：给定最小、最大距离 d_{min}、d_{max}，哈希函数族 $H = \{h: M \rightarrow N\}$，则 H 被称为 $\{d_{min}$、d_{max}、p_{min}、$p_{max}\}$ 敏感，仅当对于任意数据对象 D_1，D_2 满足：

(1)如果 $d(D_1, D_2) \leqslant d_1$，则 $P(h(D_1) = h(D_2)) \geqslant p_1$；

(2)如果 $d(D_1, D_2) \geqslant d_2$，则 $P(h(D_1) = h(D_2)) \leqslant p_2$。

M 指原始空间，N 是汉明空间。其中 D_1，D_2 是指 M 中的两个点，d 指距离，p 指概率。通过定义 5-1 不难发现，LSH 是希望相似的两个点，即原始空间上的距离越小的两个点，经过哈希函数后映射在同一个桶内的概率尽可能大，很好保留了原始空间的相似性。利用该哈希函数实现最近邻搜索的过程大致如下：首先利用定义 5-1 构造合理的哈希函数，将全部数据通过该函数映射到相应的桶中；其次在查找时对查询项也做同样的操作，即将其经过哈希函数映射到哈希桶；最后将该桶中全部数据取出，计算其与查询项的汉明距离并有序地返回结果。

上述 LSH 不需要利用数据标签信息，仅通过特征值构造哈希函数，构造的核心是使映射后的数据相似性与原始空间数据的相似性保持一致。这种方法简单易实现，但是在构造时缺乏标签的语义信息，检索精度低。

2. 半监督哈希

半监督哈希是将数据库中带标签的数据和不带标签的数据都充分利用起来，主要是应用在大规模图像检索任务中。利用半监督哈希进行大规模图像检索是 Jun Wang 等人于 2010 年提出来的，其核心思想是利用图像标签提供监督信息，利用图像的内容特征提供非监督信息，优化目标是使得相似图片的哈希编码尽可能一致，不相似图片的哈希编码相差较大。其计算过程如下：

(1)监督信息下的目标函数定义如式(5-2)所示。

$$\varphi(H) = \sum_k \left\{ \sum_{\{x_i, x_j\} \in \Omega} h_k(x_i) h_k(x_j) - \sum_{\{x_i, x_j\} \in \psi} h_k(x_i) h_k(x_j) \right\} \quad (5\text{-}2)$$

其中 $\{x_i, x_j\} \in \Omega$ 表示图像 i 和图像 j 的标签相同或者说两者相似，

$\{x_i,\ x_j\} \in \psi$ 表示图像 i 和图像 j 的标签不相同或者说两者不相似。$\mathrm{h}_k(x_i) = \mathrm{sgn}(w_k^T x_i + b_k)$ 表示图片的第 k 位哈希编码，值为 1 或 -1，w_k 就是需要通过数据学习的权重。

将上述目标函数写成矩阵形式，如式(5-3)所示。

$$\varphi\ (W)_1 = \frac{1}{2}\mathrm{tr}\{W^T LPL^T W\} \tag{5-3}$$

P 表示带标签的训练数据对之间的关系矩阵，大小为 $l \times l$。L 代表带标签的训练数据的内容特征矩阵。

(2)非监督信息的目标函数定义为公式(5-4)。

$$\varphi(W)_2 = \frac{\eta}{2}\mathrm{tr}\,[W^T XX^T W] \tag{5-4}$$

(3)半监督哈希的最终目标函数就是结合了上面两种信息的结果，如公式(5-5)所示。

$$\varphi\ (W) = \frac{1}{2}\mathrm{tr}\{W^T LPL^T W\} + \frac{\eta}{2}\mathrm{tr}\,[W^T XX^T W] \tag{5-5}$$

这种半监督学习可以充分利用带标签的数据和未标记的数据，与实际情况相吻合，提高了哈希函数的泛化能力。但是当标记的数据和未标记的数据分布相差较大时，会降低哈希函数的性能。

3. 监督哈希

监督哈希是利用数据的标签信息来学习哈希函数，该算法得到的哈希编码与原始空间的相似性吻合度较高，检索精度较高。常见的监督哈希算法有基于监督的核哈希、二进制重构嵌入以及近年来提出的深度哈希。与深度学习方法相结合的图像哈希方法被称为"深度哈希方法"，起初，深度学习方法与图像哈希方法结合后，深度学习方法只负责提取全面的特征表示，之后由哈希函数将提取到的特征向量在深度网络之外进行哈希编码的映射操作，并进行汉明距离的计算，如此便可进行相似性图像的检索。但是经过学者们的不断探索研究，目前流行的"深度哈希方法"可以直接将哈希函数融入深度神经网络中，从而形成一个端到端的网络结构，使网络的输出是研究所需要的哈希编码，现在出现的更加优秀的深度哈希网络可以直接在深度网络内部实现汉明距离的计算，进而直接输出相似图像。这对哈希检索方法的研究无疑是很大的提高与优化。

5.1.3　高维医学图像特征的降维表示

对复杂的医学图像进行特征提取后，会得到一个高维的特征向量，通常这个高维特征向量包含所研究的信息，但是并不是向量的每一位都是研究所需要的，同时，对维数较高的向量进行操作会增加计算和检索的难度。因此，有必要对高维医学图像特征进行降维表示，即将高维特征向量映射到低维的特征空间中，形成符合研究需要的低维紧凑向量。目前流行的高维图像特征降维方法主要包括：图像哈希方法、主成分分析法等方法。

1. 图像哈希方法

图像哈希方法是目前较为流行的一种可以对图像高维向量进行有效降维的方法。其核心思想主要是通过构造合理的哈希函数将高维图像特征向量映射到低维汉明空间中，并且在这一映射过程中形成可以高效表达图像关键信息的二值码，这些有固定长度的二值码便是哈希编码。图像哈希方法正是利用生成的哈希编码计算出图像之间的汉明距离，之后根据汉明距离进行排序，从而高效快速地检索出研究所需要的相似图像。将该方法运用到肺部医学图像中，可以较快速地检索出医师所需要的肺结节图像，辅助医师提高诊断效率。

2. 主成分分析法

主成分分析(PCA)法由 Karl Pearson 首次提出。PCA 方法通过线性变换将原始输入数据变换为由一组各维度线性无关的向量表示，并且可用于提取数据的主要特征分量，该方法常用于高维数据的降维。主成分分析法的优势在于可以很好地将高维向量降维成低维向量，同时保持高维向量所携带的关键信息不变。因此，运用此方法可以很好地保持图像的原始信息，该方法目前已广泛应用于医学图像处理中。

5.1.4　医学图像相似性度量

在医学图像处理中，通过将待检索图像和训练集中图像特征提取形成特征向量之后便需要进行相似性度量。下面介绍几种常用的图像特征相似性度量方法。

1. 欧式距离

欧氏距离是最常使用的一种距离计算方法，该方法的思想是在 m 维空间中计算两个点之间的真实距离，或者度量向量的自然长度（即该点到原点的距离）。在二维和三维空间中的欧氏距离表示两点之间的实际距离。假设两点分别为 x_1，x_2，其欧式距离的公式表示为：

$$d = \sqrt{\sum_{i=1}^{N} (x_{1i} - x_{2i})^2} \tag{5-6}$$

2. 标准化欧式距离

由于使用欧式距离计算的各向量之间的维度可能存在差异，标准化欧氏距离便是针对简单欧氏距离的这一缺点而做的一种改进方案。假设两点分别为 x_1，x_2，s 表示方差，其标准化欧式距离公式表示为：

$$d = \sqrt{\sum_{i=1}^{N} \frac{(x_{1i} - x_{2i})^2}{s_i^2}} \tag{5-7}$$

3. Mahalanobis 距离

Mahalanobis 距离又称马氏距离，对于计算两个未知样本集之间的相似度具有很好的效果，马氏距离的核心思想是表示数据的协方差距离。对于一个均值为 $\mu = (\mu_1，\mu_2，\mu_3，\cdots，\mu_p)^T$，协方差矩阵为 $\sum$ 的多变向量 $x = (x_1，x_2，x_3，\cdots，x_p)^T$，其马氏距离为：

$$D_M(x) = \sqrt{(x - \mu)^T \sum{}^{-1} (x - \mu)} \tag{5-8}$$

4. 余弦距离

余弦距离主要使用向量空间中两个向量夹角的余弦值作为衡量两个样本间差异的大小。余弦距离严格来说是用来衡量样本之间相似性的。余弦距离的结果范围为 [-1，1]，如果值为 1，则能确定两者完全相关、完全相似；反之，如果值为 -1，则表示两个样本的相似度最低。其计算公式为：

$$\mathrm{sim}(x,\ y) = \cos\theta = \frac{\vec{x} \cdot \vec{y}}{\|x\| \cdot \|y\|} \tag{5-9}$$

5. 汉明距离

汉明距离在信息论中表示两个等长字符串在对应位置上不同字符的数目。即若用 $d(x,\ y)$ 表示两个样本 x，y 之间的汉明距离，便需要对两个样本 x，y 字符串逐位进行异或运算，并统计结果为 1 的个数，最终所得到的个数就是汉明距离。在图像哈希检索方法中，由于其有经过哈希函数映射生成二值码的特殊优势，因此多采用汉明距离度量两个图像之间的相似度。汉明距离的计算也是在图像哈希检索中最高效最快速的相似性度量方式。

5.2 方法描述

目前，基于 CT 图像的肺结节检索技术主要有两大类，即基于统计特征提取的传统图像检索算法和基于深度学习的图像检索算法。前者主要在分割肺结节之后提取肺结节的相关特征，例如形态特征、生长速度特征、纹理特征等，然后再筛选出合理有效的特征进行检索。由于传统算法需要人工设计提取并选取有效的特征使得检索准确率降低。后者通常的做法是结合深度学习与哈希技术训练图像数据得到深度哈希模型，自动提取图像的深层语义哈希特征，通过计算哈希特征的汉明距离实现高效检索。基于深度哈希的肺结节图像检索一方面可以提取能够完整表达图像语义信息的特征，另一方面利用哈希技术的低存储性与高效率性实现了图像的高效检索。但是随着数据集的增加以及图像内容表现愈加复杂，对哈希编码的长度也有了一定的要求，直接将哈希特征作为索引地址进行线性搜索则会导致效率低下。

本章提出了一种基于深度哈希特征的多索引机制，其快速检索框架流程如图 5-4 所示。首先，深度哈希模型用以提取肺结节 CT 图像的哈希特征，创建图像哈希特征库。其次，对哈希特征进行预处理，将预处理的哈希编码连续划分为多个互不相交的子哈希编码并对每一个子哈希编码都构造相应的哈希表。最后在检索时，对每一个哈希表都进行检索，并获取全部的相似图像候选集；计算与候选集中所有的图像哈希编码的汉明距离，获得最终的检索结果。

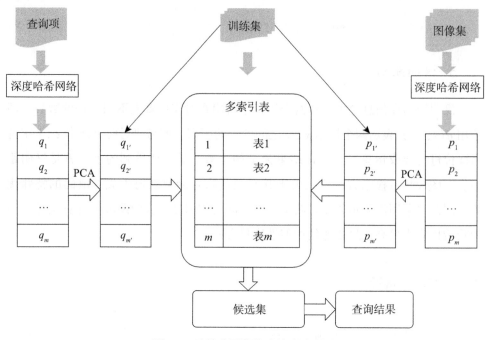

图 5-4　肺结节图像快速检索流程图

5.2.1　ROI 获取

本章采用的数据集是 LIDC-IDRI 数据集,该数据集是目前最大的公开肺部影像数据集。该数据集是由美国国家癌症研究所进行收集并整理的,为癌症检测研究提供了大量研究数据。该数据集共收录了 1018 个研究实例,每一个研究实例都包括 2 种文件,分别是肺部图像文件(.dcm)和由 4 位放射科医师给出的诊断结果标注文件(.xml)。每一个研究实例的肺部 CT 图像文件有 100~300 张,由从肺尖到肺底部形成的横向切片构成。对于每个研究实例的图像文件而言,皆由 4 位经验丰富的胸部放射科医师进行两个阶段的标注工作。为了尽可能权威且完整地鉴别每一张 CT 切片中的所有结节,标注工作分为两个阶段。第一阶段为盲读阶段:每位放射科医师都将分别独立诊断,并标注病灶位置区域,其中标注的三种类别分别是:(1)≥3mm 的结节,(2)<3mm 的结节,(3)≥3mm 的非结节。第二阶段为可视阅读阶段,每位放射科医师都将分别独立重复审查其他 3 位医师的标注结果,并标记出自己的最终意见。

　　为了得到结节的准确信息，放射科医师还标注了结节的轮廓坐标和量化了结节的良恶性程度，并分为 5 大类。其中，1 表示极不可能，2 表示适度不可能，3 表示不确定，4 表示适度怀疑，5 表示高度怀疑。最终，标注信息存储在 XML 文件中。XML 注释文件包含病例的序列实例号、检查实例号、检查时间等基础信息以及 4 个医师各自的诊断信息，诊断信息包含医师编号、结节信息和肺结节信息。对于结节，给出了结节编号、结节特征以及结节轮廓信息，对于非结节则给出非结节编号、图像层坐标等信息。XML 标注文件信息如图 5-5 所示。

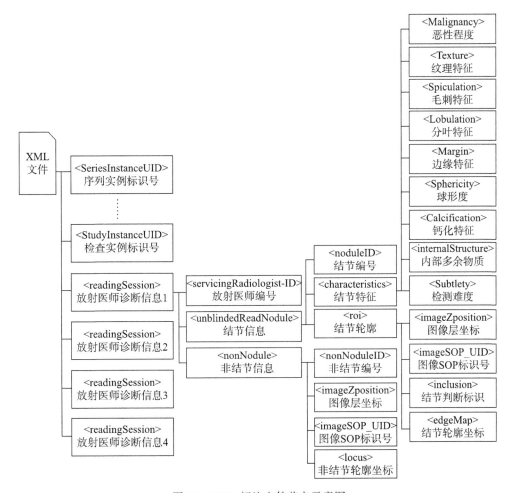

图 5-5　XML 标注文件节点示意图

　　LIDC-IDRI 数据集中所有的肺部 CT 图像，都会显示肺组织内部的空气、液体、脂肪、软组织等物质，为了减少肺部图像信息冗余现象，有必要对肺部 CT 图像进行图像预处理操作，锁定图像中存在肺结节的区域，并将其分割出来，这些所分割出来的含有肺结节图像的区域被称为感兴趣区域（ROI）。本章首先分割肺实质区域，利用二值化阈值分割算法确定肺实质区域，然后通过形态学中膨胀、腐蚀算法对分割出的区域进行边缘轮廓平滑处理，最后通过最大连通区域算法分割肺实质区域。在获得肺实质图像之后，通过读取 XML 注释文件中的医师标注信息，重点是医师标注的肺结节轮廓信息和良恶性程度信息，将注释文件中的检查实例号与肺实质对应，即可从肺实质图像中找到肺结节所在位置，并将其分割出来。肺结节提取过程如图 5-6 所示。

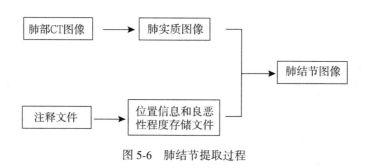

图 5-6　肺结节提取过程

　　为了统一图像大小，使其与设计的网络结构所要求的输入图像保持一致，将预处理得到的 ROI 固定为 32×32 的图像。其预处理前后对比如图 5-7 所示。

5.2.2　哈希函数学习

　　本章的网络模型是在 AlexNet 模型基础上加入哈希层，使其能够同时学习输入图像的高层语义特征以及对应的哈希函数表达。为了保证所学习的哈希特征具有更强的表达能力，采用图像的类别信息作为监督信息，其网络结构如图 5-8 所示。在该模型中，在 fc7 与 fc8 之间插入哈希层，用于将 fc7 高维的特征向量压缩为低维紧凑的哈希编码表示并最大化保留图像的语义相似性。哈希层主要由全连接层、激活层和阈值层三部分构成，首先对全连接层设置 h 个节点用于得到 fc7

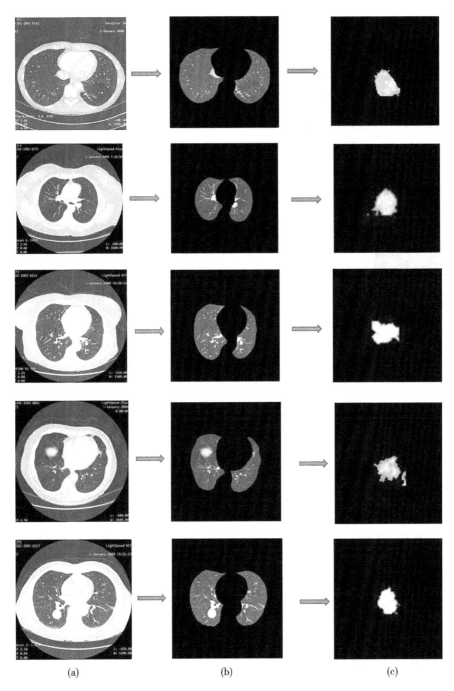

(a)   (b)   (c)

图 5-7　不同良恶性程度肺结节 ROI 预处理过程

注：(a)肺切片、(b)肺实质、(c)肺结节。

层的线性表达，其次在激活层设置 sigmoid 激活函数完成取值为[0，1]的非线性
表达，最后在阈值层设置阈值函数，将连续的特征向量转化为二值哈希编码。
fc8 层的节点数设置与图像标注信息保持一致，在损失层中以最小化样本的真实
标签与哈希层预测的图像类别标签之间的误差作为优化目标监督训练，该层损失
函数通过学习，能够增强哈希层输出的二值编码对图像的表征能力，提高该层图
像特征的匹配准确率。

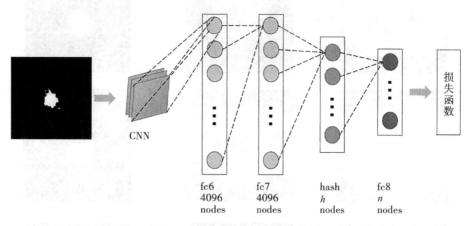

图 5-8　深度哈希算法网络结构图

5.2.3　多索引哈希检索

基于哈希特征的索引结构构建的核心思想是将哈希编码连续地划分为多个互
不相交的子哈希编码，根据所划分的哈希编码构建索引哈希表。下面详细阐述具
体过程。

1. 哈希编码预处理

本章所提取的图像哈希特征在一定程度上存在着分布不均匀的情况，这是由
于二进制编码的各个位数之间存在着相关性，导致在构建索引结构进行查询时会
增加计算量。主成分分析(PCA)可以对原有数据进行变换，变换后的数据具有线
性不相关性且尽量保证原有数据之间的关系。因此，通过 PCA 对哈希编码进行
预处理。具体操作是根据所提取的图像哈希特征构建训练集，用 PCA 训练生成

投影向量，然后将原编码与投影向量相乘得到分布均匀的哈希编码。

2. 划分编码

将哈希编码连续地划分为若干个子哈希编码，例如对一个 48 位的哈希编码划分为 6 个子哈希编码，则划分效果如图 5-9 所示。

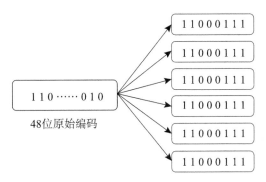

图 5-9　48 位哈希编码划分示意图

由图 5-9 可以看出划分的个数与哈希编码长度的关系。为方便描述，本章用 num 表示子编码的个数，D 表示提取的哈希特征，s_D 表示哈希编码的长度，d 表示划分的特征子串，s_d 表示特征字串的长度。那么图 5-9 更一般化地可以表示为公式（5-10），其中划分个数与哈希编码长度可以表示为公式（5-11）。

$$D = \{d_1, \ d_2, \ \ldots, \ d_{\text{num}}\} \tag{5-10}$$

$$s_D = \text{num} \times s_d \tag{5-11}$$

3. 建立哈希表

本章提出的深度模型其监督信息为图像类别信息，所学习到的图像哈希特征类内具有相似性、类间具有差异性的特点。因此，对于属于同一类别信息的图像，其哈希特征在子哈希编码中相同的位数要高于整个哈希编码。针对每一个子哈希编码建立相应的哈希表。具体的索引结构如图 5-10 所示，索引结构中所包含的哈希表与哈希编码划分的块数保持一致，每个哈希表索引键是大小为 d 的特征子块，其索引值是包含该特征子块的所有图像 ID 号的列表集合。其构建算法如算法 5.1 所示。

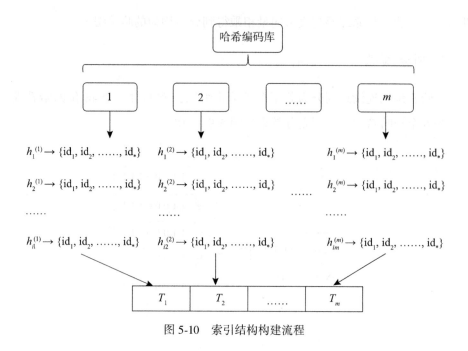

图 5-10　索引结构构建流程

算法 5.1　基于哈希特征的哈希表构建

输入：$H = \{h_i\}_{i=1}^{n}$ ，num

输出：$T = \{T_i\}_{i=1}^{num}$

初始化 T

For $i = 1$ to num：

初始化 T_i

For $j = 1$ to n :

If $h_j^{(i)}$ not in T_i :

将 $h_j^{(i)}$ 添加至 T_i

End for

将 T_i 添加至 T

End for

5.2.4 查询策略

1. 搜索半径的确定

本章的主要核心思想是抽屉原理，即如果两个哈希编码之间的汉明距离小于等于 r，那么划分成 m 个子块时至少存在一对子块编码之间的汉明距离小于等于 $\lfloor r/\text{num} \rfloor$，如公式(5-12)所示。

$$\text{if} \qquad \| h_i - h_j \|_H \leq r,$$
$$\text{then} \quad \exists 1 \leq z \leq \text{num}, \ \text{s. t.} \ \| h_i^{(z)} - h_j^{(z)} \|_H \leq r', \tag{5-12}$$
$$\text{其中 } r' = \lfloor r/\text{num} \rfloor.$$

本章采用 r' 作为搜索半径。此外需要注意的是这里确定搜索半径 r'，其目的是排除不相关的图像以得到一个相关图像的候选集。

2. 查找算法

图像检索中比较常见的检索方式主要包括 r-NN 和 k-NN 两种。前者是给定查询项 q、查询图像集 D 以及查询距离阈值 r，要求返回其查询项 q 与图像集中图像的距离小于 r 的图像作为检索结果，其结果集中图像个数是不定的；后者是给定查询项 q、查询图像集 D 以及查询返回个数 k，要求返回 D 中与查询项最接近的 k 个图像作为检索结果。本节主要针对这两种策略进行阐述。

（1）基于 r-NN 的检索

基于 r-NN 的检索是在全部查询结束后才能确定返回结果的个数，其检索结果的好坏取决于 r 的选择。因此该检索策略存在着两种极端的情况：第一，给定的距离阈值 r 过小导致查寻图像集 D 中没有满足条件的图像，从而使得返回检索结果为空；第二，给定的距离阈值 r 过大导致 D 中一些不相关的图像也在返回的结果集中。其检索基本步骤为：首先进行数据预处理，即将提取的图像哈希特征作为待查询项，并将算法所构建的索引表以及图像哈希特征数据集一并加载进来；其次将查询项划分成与哈希表中大小一致的子哈希编码；再次对于每一个特征子块，计算其与数据集中对应的特征子块的汉明距离，并返回汉明距离小于 r' 的图像 id 号，得到候选图像集；最后根据第三步中返回的候选图像集中图像的

id 号，计算查询项与其对应的图像哈希编码的汉明距离，返回汉明距离小于 r 的图像作为最终的检索结果。具体的算法描述如算法 5.2 所示。

算法 5.2　基于哈希索引的 r-NN 查询算法

输入：待查询项 Q，构建好的哈希索引表 T，数据集 D，指定汉明距离 r

输出：相似图像集 R

Load T，D

num $=$ len(T)

$Q = \{q_i\}_{i=1}^{\text{num}}$

$r' = \lfloor r/\text{num} \rfloor$

初始化 $R = \{\ \}$，$C = \{\ \}$

For $i = 1$ to num：

    Get len(T_i)

    For $j = 1$ to len(T_i)：

        If $\| q_i - T_i[j] \| \leqslant r'$：

            C add(getkey($T_i[j]$))

    End for

End for

For $i = 1$ to len(C)：

    If $\| Q - C[i] \| \leqslant r$：

        R add($C[i]$)

        End for

Return R

---

(2) 基于 k-NN 的检索

基于 k-NN 的检索策略需要事先确定返回结果集的大小，因此其查询结果的好坏取决于 k 的选择。k 值过大，超过了查询图像集 D 中与查询项 q 相似的图像数，则会返回一些不相关的图像。该检索策略在查询过程中其汉明距离阈值不是一成不变的，因此相较于 r-NN 查询方式更为复杂一些。该检索策略的核心思路为先返回与查询项最接近的候选集，如果候选集个数未达到，则扩大汉明距离，将新增的结果添加至候选集，直到满足结果集 k 的个数要求。其基本步骤为：首先前面的数据预处理与查询项的划分与 r-NN 策略一致；其次对于查询项的每一个特征子块，计算其与数据集中对应特征子块的汉明距离，将得到的汉明距离进行重排序，并将排序结果对应的图像 id 号有序保存；再次按照上一步得到的有序结果依次向候选集添加，当候选集的个数大于等于 k 时，停止操作，否则继续添加；最后得到候选集后，计算查询项与候选集图像 id 对应的图像特征的汉明距离，返回最终的前 k 个结果集。具体的算法描述如算法 5.3 所示。

算法 5.3　基于哈希索引的 k-NN 查询

输入：待查询项 Q ，构建好的哈希索引表 T ，数据集 D ，指定返回结果集数目 k

输出：相似图像数据集 R

 Load$T$, D

 num $=$ len(T)

 $Q = \{q_i\}_{i=1}^{\text{num}}$

 $r' = \lfloor r/\text{num} \rfloor$

 初始化 $R = \{\ \ \}$, $C = \{\ \}$, dist $= \{\ \}$

 For $i = 1$ to num：

  Get len(T_i)

  For $i = 1$ to len(T_i)：

   $\| q_i - T_i[j] \| \leqslant r'$

   $\text{dist}_j^i = \| q_i - T_i[j] \|$

   dist add(dist_j^i)

  End for

 End for

 Sort(dist)

 While len(C) $\leqslant k$ ：

$\qquad C$ add(dist $[i = 0]$)

$\qquad i = i + 1$

For $i = 1$ to len(C):

$\qquad$ dist_H add($\parallel Q - C[i] \parallel$)

sort(dist_H)

R add(getkey(dist_H))

Return R

鉴于在实际医学诊断中，医生需要参考一定数目的图像来进行诊断，而 r-NN 会出现返回结果较少或者较多的极端情况，造成医生参考依据不足或者精力有限不足以参考全部检索结果，因此利用 k-NN 检索方式进行查询算法设计更适用于大规模肺部 CT 图像相似病灶检索的临床应用。

5.3　复杂度分析

基于哈希特征的索引构建大大地加快了检索的速度，使得其代价从线性搜索降低到次线性搜索，且构建的索引结构所占存储空间也相对较小。下面本小节从时间复杂度和空间复杂度两个方面来详细阐述。

1. 时间复杂度

通过算法 5.2 和算法 5.3 可知在查询过程时间代价主要包括两个部分，即构建候选集和从候选集中得到最终结果。

在构建候选集时，查询过程中将预处理的查询项划分成 num 个互不相交的子集，对于每一个子集在对应的索引表中查找满足条件的子特征串，返回子特征串对应的 id 集合值。本章在前面提到构建的索引表形式为 $T = \{T_i\}_{i=1}^{\text{num}}$，假设 T_i 包含的索引键(特征串)个数为 s_i，那么 s_i 的大小是由图像特征串的长度确定的。在这里采用与前面符号一致的表示，哈希编码长度为 s_D，划分后的图像特征串的长度为 s_d，则 s_i 的取值最大不超过 2^d。查询代价如公式(5-13)所示。

$$c_1 = \sum_{i=1}^{\text{num}} s_i \times s_d \tag{5-13}$$

为了方便计算，本章对每一个特征索引空间包含的特征串个数取平均值，如公式(5-14)所示，则时间代价计算公式如公式(5-15)所示。

$$s = \frac{\sum_{i=1}^{num} s_i}{num} \tag{5-14}$$

$$c_1 = num \times s \times s_d \tag{5-15}$$

在从候选集筛选最终结果的过程中主要关注候选集与特征串。候选集的个数用 h 表示，其个数与特征串的长度相关。如果特征串的长度 s_d 过小，容易造成候选集个数增多同时上述时间代价 c_1 也会变大，因此特征串长度的选取，即划分块数 num 要适当。在划分块数适当的情况下，其计算代价如公式(5-16)所示。

$$c_2 = h \times s_D \tag{5-16}$$

综上所示，在查询阶段总的时间代价如公式(5-17)所示。

$$c = c_1 + c_2 = num \times s \times s_d + h \times s_D = (s + h) \times s_D \tag{5-17}$$

而线性搜索时间为 $n \times s_D$，当数据集个数特别大时，s 和 h 的个数是远远小于 n 的，因此该算法的时间复杂度会降低到次线性。

2. 空间复杂度

通过算法 5.1 可知，该索引构建主要包含 num 个大的子特征空间，在每一个子特征空间中又包含 s 个图像特征串，每一个图像特征串中包含对应的图像 id 集合，由于 id 号较小，忽略其空间，则该索引结构的空间复杂度为 $num \times s \times s_d$，即 $O(s \times s_D)$。

5.4 实验设计与分析

本小节主要对所提出的哈希索引结构进行实验验证分析，通过与直接使用哈希特征进行线性搜索进行精度和时间上的对比，以证明本章所提方法的有效性。

本章的实验数据集来源于公共数据集 LIDC-IDRI，针对所提取的图像哈希特征，主要围绕检索准确率和检索时间两个指标对构建哈希索引前后算法进行对比。首先对线性搜索进行实验，得到检索准确率和检索时间。其次，为了验证本章所提出的哈希索引法表现优异，通过设置不同的划分块数得到对应的检索准确率以及检索时间。最后对比不同块数下的检索效率，确定最终的划分块数。参数设置如表 5-1 所示。

表 5-1　　　　　　　　　　　　　　　**参数设置表**

参数表示	参数值
n	10000
k	1000
s_D	512
num	12，16，24，32

为了保持一致性，本章的评价指标一律选择所有类别下每个图像检索的相似图像的准确率的平均值（MAP）以及检索平均时间（AT），构建的哈希位数为 512、划分块数为 32 的多索引哈希前后的检索效率对比如表 5-2 所示。

表 5-2　　　　　　　　　　**索引前后准确率与时间对比表**

	MAP	AT
索引前	0.934	12.705s
索引后	0.935	0.089s

划分不同块数的准确率与时间对比如表 5-3 所示。

表 5-3　　　　　　　　　　**划分不同块数的准确率与时间对比表**

划分块数	MAP	AT
12	0.935	0.468s
16	0.935	0.255s
24	0.935	0.138s
32	0.935	0.089s

从表 5-2 可以看出本章所提出的基于哈希特征所构建的索引结构可以大幅提高检索速度。随着数据集的不断增大，其检索效果会更加明显。此外，本章发现随着划分块数的不同对检索的时间效果影响也不一样，这说明本章参数的选择需要根据实验确定最优值。本章也针对在不同划分块数下的索引结构的查询准确率进行了统计。本章所提出的基于哈希特征的索引结构均表现优异。当选择合适的划分块数时，该方法在检索时间减少的同时也保持了检索精度与线性搜索的一致性。实验结果证明该方法在降低检索时间成本的同时保证了检索精度。

5.5　小结

现有的肺结节 CT 图像检索研究大部分采用深度哈希算法，通过构建深度神经网络并嵌入哈希层以学习表达能力较强的深度哈希特征，并将哈希编码直接作为索引地址进行线性搜索。由于数据量不断增加以及对哈希编码的长度具有一定的要求，该方法具有一定的局限性。因此本章提出了一种基于哈希特征的多索引哈希算法，通过对哈希特征构建多索引哈希表从而在查询时实现次线性搜索，并将该方法应用于肺结节 CT 图像相似性检索中。实验验证结果表明本章所提算法在维持精度基本不变的情况下有效地提高了检索效率，为实现医学诊断中快速检索肺结节 CT 图像提供了有效的理论支撑。

参 考 文 献

[1] Siegel R L, Miller K D, Jemal A. Cancer statistics[J]. CA: A Cancer Journal for Clinicians, 2016, 66(1): 7-30.

[2] Das M, Mühlenbruch G, Heinen S, et al. Performance evaluation of a computer-aided detection algorithm for solid pulmonary nodules in low-dose and standard-dose MDCT chest examinations and its influence on radiologists[J]. The British Journal of Radiology, 2008(81): 841-847.

[3] Zheng S, Guo J, Cui X, et al. Automatic pulmonary nodule detection in CT scans using convolutional neural networks based on maximum intensity projection[J]. IEEE Transactions on Medical Imaging, 2020, 39(3): 797-805.

[4] Messay T, Hardie R C, Tuinstra T R. Segmentation of pulmonary nodules in computed tomography using a regression neural network approach and its application to the lung image database consortium and image database resource Initiative dataset[J]. Medical Image Analysis, 2015, 22(1): 48-62.

[5] Liu C, Zhao R, Pang M. A fully automatic segmentation algorithm for CT lung images based on random forest[J]. Medical Physics, 2020, 47(2): 518-529.

[6] Lee C H, Jwo J S. Automatic segmentation for pulmonary nodules in CT images based on multifractal analysis[J]. IET Image Processing, 2020, 14(7): 1347-1353.

[7] Sun S, Guo Y, Guan Y, et al. Juxta-vascular nodule segmentation based on flow entropy and geodesic distance[J]. IEEE Journal of Biomedical & Health Informatics, 2017, 18(4): 1355-1362.

[8] Yang Z, Yingying X, Li G, et al. Robust pulmonary nodule segmentation in CT

image for juxta-pleural and juxta-vascular case[J]. Current Bioinformatics, 2019, 14: 139-147.

[9] Lai J, Ye M. Active contour based lung field segmentation [C]. International Conference on Intelligent Human-Machine Systems and Cybernetics, 2009: 288-291.

[10] Suzuki K, Kohlbrenner R, Epstein M L, et al. Computer-aided measurement of liver volumes in CT by means of geodesic active contour segmentation coupled with level-set algorithms[J]. Medical physics, 2010, 37(5): 2159-2166.

[11] Liu Y, Liu H, Zhao Z, et al. A new active contour model-based segmentation approach for accurate extraction of the lesion from breast DCE-MRI[C]. 2013 IEEE International Conference on Image Processing, 2013: 1140-1143.

[12] Rui Hao, Yan Qiang, Xiaofei Yan. Juxta-vascular pulmonary nodule segmentation in PET-CT imaging based on an LBF active contour model with information entropy and joint vector [J]. Computational and Mathematical Methods in Medicine, 2018: 1-10.

[13] Hui B I, Jiang Y, Hui L I, et al. Active contours driven by local rayleigh distribution fitting energy for ultrasound image segmentation [J]. IEICE Transactions on Information and Systems, 2018(7): 1933-1937.

[14] Khiewvan B, Ziai P, Houshmand S, et al. The role of PET/CT as a prognosticator and outcome predictor in lung cancer [J]. Expert Review of Respiratory Medicine, 2016, 10(3): 317-330.

[15] Taşcı E, Uğur A. Shape and texture based novel features for automated juxtapleural nodule detection in lung CTs[J]. Journal of Medical Systems, 2015, 39(5): 1-13.

[16] C. E. Shannon. A mathematical theory of communication[J]. Bell Syst. Tech., 1948, 27(3): 379-423.

[17] Fang J, Wang K. Weld pool image segmentation of hump formation based on fuzzy C-Means and Chan-Vese model [J]. Journal of Materials Engineering and Performance, 2019, 28(7): 4467-4476.

[18] Zhou D, Zhou H. An improved Chan-Vese model by regional fitting for infrared image segmentation[J]. Infrared Physics & Technology, 2016: 81-88.

[19] S. Klein, M. Staring, K. Murphy, M. Vierggever, and J. Pluim. Elastix: a toolbox for intensity-based medical image registration [J]. IEEE Trans. Med. Imag., 2010, 29(1): 196-205.

[20] Koundal D, Gupta S, Singh S. Automated delineation of thyroid nodules in ultrasound images using spatial neutrosophic clustering and level set[J]. Applied Soft Computing, 2015, 40(C): 86-97.

[21] Karimi D, Salcudean S E. Reducing the hausdorff distance in medical image segmentation with convolutional neural networks [J]. IEEE Transactions on Medical Imaging, 2020, 39(2): 499-513.

[22] Yim Y, Hong H. Correction of segmented lung boundary for inclusion of pleural nodules and pulmonary vessels in chest CT images[J]. Computers in Biology & Medicine, 2008, 38(8): 845-857.

[23] Siegel R L, Miller K D, Fuchs H E, et al. Cancer statistics[J]. CA: A Cancer Journal for Clinicians, 2021(71): 466-487.

[24] Zhao J, Ji G, Qiang Y, Han X, Pei B, Shi Z. A new method of detecting pulmonary nodules with PET/CT based on an improved watershed algorithm[J]. PloS one, 2015, 10(4): 1-15.

[25] Hobeika C, Kouakou I, Anzoua, Eveno C. Computed tomography whirl sign: an image-based indication for surgery[J]. Journal of Visceral Surgery, 2018, 155 (2): 163-164.

[26] Saghir Z, Dirksen A, Ashraf H, Bach K S, Brodersen J, Clementsen P F, et al. CT screening for lung cancer brings forward early disease. The randomised danish lung cancer screening trial: status after five annual screening rounds with low-dose CT[J]. Thorax, 2012, 67(4): 296-301.

[27] Nomura Y, Higaki T, Fujita M, et al. Effects of iterative reconstruction algorithms on computer-assisted detection (CAD) software for lung nodules in ultra-low-dose CT for lung cancer screening[J]. Academic Radiology, 2017, 24

（2）：124-130.

[28] Young S, Lo P, Kim G, et al. The effect of radiation dose reduction on computer-aided detection （CAD） performance in a low-dose lung cancer screening population[J]. Medical Physics, 2017, 44(4)：1337-1346.

[29] Setio A A, Ciompi F, Litjens G, et al. Pulmonary nodule detection in CT images：false positive reduction using multi-view convolutional networks [J]. IEEE Transactions on Medical Imaging, 2016, 35(5)：1160-1169.

[30] Zhai Z, Shi D, Cheng Y, et al. Computer-aided detection of lung nodules with fuzzy min-max neural network for false positive reduction [C]. 2014 Sixth International Conference on Intelligent Human-Machine Systems and Cybernetics, 2014：66-69.

[31] Liu L, Wang X, Li Y, et al. Adhesion pulmonary nodules detection based on dot-filter and extracting centerline algorithm[J]. Computational and Mathematical Methods in Medicine, 2015(5)：1-11.

[32] Shi Z, Li L, Suzuki K, et al. A new computer aided detection system for pulmonary nodule detection in chest radiography[J]. Advanced Science Letters, 2012, 11(1)：536-541.

[33] Christe A, Bronnimann A, Vock P. Volumetric analysis of lung nodules in computed tomography （CT）：comparison of two different segmentation algorithm softwares and two different reconstruction filters on automated volume calculation [J]. Acta Radiologica, 2014, 55(1)：54-61.

[34] Filho A O, De Sampaio W B, Silva A C, et al. Automatic detection of solitary lung nodules using quality threshold clustering, genetic algorithm and diversity index[J]. Artificial Intelligence in Medicine, 2014, 60(3)：165-177.

[35] Jia T, Zhang H, Meng H, et al. A novel lung nodules detection scheme based on vessel segmentation on CT images[J]. Bio-medical Materials and Engineering, 2014, 24(6)：3179-3186.

[36] Choi W, Choi T. Genetic programming-based feature transform and classification for the automatic detection of pulmonary nodules on computed tomography images

[J]. Information Sciences, 2012: 57-78.

[37] Choi W, Choi T. Automated pulmonary nodule detection system in computed tomography images: a hierarchical block classification approach[J]. Entropy, 2013, 15(2): 507-523.

[38] Stember J N. The normal mode analysis shape detection method for automated shape determination of lung nodules[J]. Journal of Digital Imaging, 2015, 28(2): 224-230.

[39] Eltrass A S, Salama M S. Fully automated scheme for computer-aided detection and breast cancer diagnosis using digitised mammograms [J]. IET Image Processing, 2020, 14(3): 495-505.

[40] Ye X, Lin X, Dehmeshki J, et al. Shape-based computer-aided detection of lung nodules in thoracic CT images [J]. IEEE Transactions on Biomedical Engineering, 2009, 56(7): 1810-1820.

[41] Santos A M, Filho A O, Silva A C, et al. Automatic detection of small lung nodules in 3D CT data using gaussian mixture models, tsallis entropy and SVM [J]. Engineering Applications of Artificial Intelligence, 2014: 27-39.

[42] Lane D A, Knight I, Ireland H, et al. Diagnostic performance of a commercially available computer-aided diagnosis system for automatic detection of pulmonary nodules: comparison with single and double reading[J]. Rofo, 2004, 176(7): 953-958.

[43] Messay T, Hardie R C, Rogers S K, et al. A new computationally efficient CAD system for pulmonary nodule detection in CT imagery [J]. Medical Image Analysis, 2010, 14(3): 390-406.

[44] Dalal N, Triggs B. Histograms of oriented gradients for human detection[C]. Computer Vision and Pattern Recognition, 2005: 886-893.

[45] Skibbe H, Reisert M, Burkhardt H, et al. SHOG: spherical HOG descriptors for rotation invariant 3D object detection[C]. International Conference on Pattern Recognition, 2011: 142-151.

[46] K. Mikolajczyk, C. Schmid. A performance evaluation of local descriptors[J].

IEEE Transactions on Pattern Analysis and Machine Intelligence, 2005, 27(10):
1615-1630.

[47] Gong P, Zhang C, Lu Z, et al. A general iterative shrinkage and thresholding algorithm for non-convex regularized optimization problems[J]. 2013, 28(2): 37-45.

[48] Loveymi S, Dezfoulian M H, Mansoorizadeh M. Generate structured radiology report from CT images using image annotation techniques: preliminary results with liver CT[J]. Journal of Digital Imaging, 2020, 33(2): 375-390.

[49] Hu S, Hoffman E A, Reinhardt J, et al. Automatic lung segmentation for accurate quantitation of volumetric X-ray CT images[J]. IEEE Transactions on Medical Imaging, 2001, 20(6): 490-498.

[50] Zhao J, Ji G, Han X, et al. An automated pulmonary parenchyma segmentation method based on an improved region growing algorithmin PET-CT imaging[J]. Frontiers of Computer Science in China, 2016, 10(1): 189-200.

[51] Yan X, Ma D, He W. Assessing the use of digital radiography and a real-time interactive pulmonary nodule analysis system for large population lung cancer screening[J]. European Journal of Radiology, 2012, 81(4): 451-456.

[52] Cascio D, Magro R, Fauci F, et al. Automatic detection of lung nodules in CT datasets based on stable 3D mass-spring models[J]. Computers in Biology and Medicine, 2012, 42(11): 1098-1109.

[53] Minjie W, Guohua G, Jianhong S, et al. A level set method for infrared image segmentation using global and local information[J]. Remote Sensing, 2018, 10 (7): 1-37.

[54] Rui Hao, Yan Qiang, Xiaofei Yan. Juxta-vascular pulmonary nodule segmentation in PET-CT imaging based on an LBF active contour model with information entropy and joint vector [J]. Computational and Mathematical Methods in Medicine, 2018, 1-10.

[55] Sato Y, Westin C F, Bhalerao A, et al. Tissue classification based on 3D local intensity structures for volume rendering[J]. Visualization & Computer Graphics

IEEE Transactions on, 2000, 6(2): 160-180.

[56] Wang W, Ye C Q, Zhang S Z, et al. Improving whole-heart CT image segmentation by attention mechanism [J]. IEEE Access, 2019 (8): 14579-14587.

[57] Zhang X, Mclennan G, Hoffman E A, et al. Automated detection of small-size pulmonary nodules based on helical CT images [C]. Information Processing in Medical Imaging, 2005: 664-676.

[58] Murphy K C, Van Ginneken B, Schilham A M, et al. A large-scale evaluation of automatic pulmonary nodule detection in chest CT using local image features and k-nearest-neighbour classification [J]. Medical Image Analysis, 2009, 13(5): 757-770.

[59] Kumar T K S, Ganesh E N, Umamaheswari R. Automatic lung nodule segmentation using autoseed region growing with morphological masking (ARGMM) and feature ex-traction through complete local binary pattern and microscopic information pattern [J]. Euromediterranean Biomedical Journal, 2015, 10(5): 99-119.

[60] Chang C, Lin C. LIBSVM: a library for support vector machines [J]. ACM Transactions on Intelligent Systems and Technology, 2011, 2(3): 1-27.

[61] Jiang G, Wang W. Error estimation based on variance analysis of k-fold cross-validation [J]. Pattern Recognition, 2017, 69: 94-106.

[62] Namin S T, Moghaddam H A, Jafari R, et al. Automated detection and classification of pulmonary nodules in 3D thoracic CT images [C]. Systems, Man and Cybernetics, 2010: 3774-3779.

[63] Soltaninejad S, Keshani M, Tajeripour F. Lung nodule detection by KNN classifier and active contour modelling and 3D visualization [C]. Csi International Symposium on Artificial Intelligence and Signal Processing, 2012: 440-445.

[64] Suarezcuenca J J, Tahoces P G, Souto M, et al. Application of the iris filter for automatic detection of pulmonary nodules on computed tomography images [J]. Computers in Biology and Medicine, 2009, 39(10): 921-933.

[65] Golosio B, Masala G L, Piccioli A, et al. A novel multithreshold method for nodule detection in lung CT[J]. Medical Physics, 2009, 36(8): 3607-3618.

[66] El-Baz A, Elnakib A, El-Ghar M A, et al. Automatic detection of 2D and 3D Lung Nodules in Chest Spiral CT Scans [J]. International Journal of Biomedical Imaging, 2013: 1-11.

[67] Rubin G D, Lyo J K, Paik D S, et al. Pulmonary nodules on multi-detector row CT scans: performance comparison of radiologists and computer-aided detection [J]. Radiology, 2005, 234(1): 274-283.

[68] Dehmeshki J, Ye X, Lin X, et al. Automated detection of lung nodules in CT images using shape-based genetic algorithm[J]. Computerized Medical Imaging and Graphics, 2007, 31(6): 408-417.

[69] Riccardi A, Petkov T S, Ferri G, et al. Computer-aided detection of lung nodules via 3D fast radial transform, scale space representation, and zernike MIP classification[J]. Medical Physics, 2011, 38(4): 1962-1971.

[70] Suzuki K, Armato S G, Li F, et al. Massive training artificial neural network (MTANN) for reduction of false positives in computerized detection of lung nodules in low-dose computed tomography[J]. Medical Physics, 2003, 30(7): 1602-1617.

[71] Wu S, Wang J. Pulmonary nodules 3D detection on serial CT scans [C]. Intelligent Systems. IEEE, 2013: 257-260.

[72] Huang X, Sun W, Tseng T L, et al. Fast and fully-automated detection and segmentation of pulmonary nodules in thoracic CT scans using deep convolutional neural networks[J]. Computerized Medical Imaging and Graphics, 2019, 74: 25-36.

[73] Han F, Wang H, Zhang G, et al. Texture feature analysis for computer-aided diagnosis on pulmonary nodules[J]. Journal of Digital Imaging, 2015, 28(1): 99-115.

[74] Liu J K, Jiang H Y, Gao M D, et al. An assisted diagnosis system for detection of early pulmonary nodule in computed tomography images[J]. Journal of Medical

Systems, 2017, 41(2): 30.

[75] Shi C, Cheng Y, Liu F, et al. A hierarchical local region-based sparse shape composition for liver segmentation in CT scans[J]. Pattern Recognition, 2016, 50(C): 88-106.

[76] Zhang F, Song Y, Cai W, et al. Lung nodule classification with multilevel patch-based context analysis [J]. Biomedical Engineering, IEEE Transactions on, 2014, 61(4): 1155-1166.

[77] Wang Q, Zhu W, Wang B. Three-dimensional SVM with latent variable: application for detection of lung lesions in CT images [J]. Journal of Medical Systems, 2015, 39(1): 1-8.

[78] Nishio M, Nagashima C. Computer-aided diagnosis for lung cancer: usefulness of nodule heterogeneity[J]. Academic Radiology, 2017, 24(3): 328-336.

[79] Chen S, Suzuki K, Macmahon H. Improved computerized detection of lung nodules in chest radiographs by means of virtual dual-energy radiography [J]. Proceedings of SPIE the International Society for Optical Engineering, 2011, 7963(2): 369-378.

[80] Jing Z, Bin L, Lianfang T. Lung nodule classification combining rule-based and SVM [C]. Fifth International Conference on Bio-Inspired Computing: Theories and Applications, 2010: 23-26.

[81] Kumar D, Wong A, Clausi D A. Lung nodule classification using deep features in ct images[C]. Computer and Robot Vision , 2015 12th Conference on. IEEE, 2015: 133-138.

[82] Jia T, Zhang H, Bai Y K. Benign and malignant lung nodule classification based on deep learning feature[J]. Journal of Medical Imaging and Health Informatics, 2015, 5(8): 1936-1940.

[83] Shen W, Zhou M, Yang F, et al. Multi-scale convolutional neural networks for lung nodule classification[C]. Information Processing in Medical Imaging, 2015: 588-599.

[84] Hao R, Qiang Z, Qiang Y, Ge L, Zhao J. Automatic diagnosis of pulmonary

nodules using a hierarchical extreme learning machine model[J]. International Journal of Bio-Inspired Computation, 2018, 11(3): 192-201.

[85] Tang J, Deng C, Huang G B. Extreme learning machine for multilayer perceptron [J]. IEEE Transactions on Neural Networks & Learning Systems, 2017, 27(4): 809-821.

[86] Hinton G E, Salakhutdinov R R. Reducing the dimensionality of data with neural networks[J]. Science, 2006, 313: 503-507.

[87] 王利奉. 基于 Otsu 和最大熵的阈值分割算法的研究[D]. 哈尔滨: 哈尔滨理工大学, 2018.

[88] 程述立, 汪烈军, 秦继伟, 等. 群智能算法优化的结合熵的最大类间方差法与脉冲耦合神经网络融合的图像分割算法[J]. 计算机应用, 2017, 37(12): 3528-3535.

[89] 潘东杰, 邓涛. 一种基于阈值分割的红外图像边缘检测方法[J]. 电子科技, 2010, 23(6): 52-58.

[90] 陈亚楠, 陈丽芳, 芦国军, 等. 基于 Otsu 和区域生长的肺部 CT 图像分割方法[J]. 无线互联科技, 2018, 15(17): 103-104.

[91] 张宪红. 基于动力系统的图像增强与分割算法及在林火遥感中应用[D]. 哈尔滨: 东北林业大学, 2017.

[92] 杨陶, 田怀文, 刘晓敏, 等. 基于边缘检测与 Otsu 的图像分割算法研究[J]. 计算机工程, 2016, 42(11): 255-260.

[93] 何颖, 何晓菊, 张钢. 基于小波变换与 FCM 的甲骨文字图像分割[J]. 天津科技大学学报, 2018, 33(6): 62-66.

[94] 王海峰, 章怡, 蒋益锋. 二代小波变换的抗噪 Otsu 图像分割方法[J]. 河南师范大学学报, 2017, 45(6): 100-106.

[95] 张立兰. 基于数学形态学的组织切片细胞图像分割算法的研究[D]. 锦州: 辽宁工业大学, 2015.

[96] 陈洁. 基于形态学和分水岭算法的数字图像分割研究[D]. 西安: 长安大学, 2012.

[97] 李超, 刘琼. 基于改进遗传算法的球团矿图像分割[J]. 现代电子技术,

2021，44(6)：169-173.

[98] 兰蓉，闫召阳. 基于中心扰动的区间值模糊集图像阈值分割算法[J]. 计算机应用研究，2021，38(6)：1894-1899.

[99] 徐军. 基于深度学习的肺结节 CT 图像哈希检索方法研究[D]. 哈尔滨：哈尔滨理工大学，2020.

[100] 张玉芳，关天民，刘光孟，郭艳利. 基于 CT 数据的医学图像处理系统设计[J]. 中国医学物理学杂志，2019，36(9)：1055-1062.

[101] 熊炜，王鑫睿，王娟，刘敏，曾春艳. 结合背景估计与能量函数的图像二值化算法[J]. 计算机工程与设计，2019，40(7)：1984-1989.

[102] 李孟歆，贾燕雯，姜佳楠. 基于灰度梯度二维最大熵阈值法的赤足迹轮廓提取[J]. 电子技术与软件工程，2016(16)：96-97.

[103] 杨培，陈沿锦，贾金芳，姚荷花，任洋甫. 一种改进的快速迭代阈值选择算法[J]. 青海大学学报，2018，36(3)：34-39.

[104] 钱月. 基于 MATLAB 的图像形态学处理技术与应用[J]. 内江师范学院学报，2019，34(10)：51-55.

[105] 万生阳. 基于形态学脑肿瘤图像分割方法研究[D]. 兰州：兰州交通大学，2014：23-28.

[106] Long J, Shelhamer E, Darrell T. Fully convolutional networks for semantic segmentation [J]. IEEE Transactions on Pattern Analysis and Machine Intelligence，2015，39(4)：640-651.

[107] Weng W, Zhu X. INet：Convolutional networks for biomedical image segmentation[J]. IEEE Access，2021(9)：16591-16603.

[108] 刘宝龙. 基于图像分析和深度学习的船名标识字符检测与识别研究[D]. 杭州：浙江大学，2018.

[109] 莫凌飞，蒋红亮，李煊鹏. 基于深度学习的视频预测研究综述[J]. 智能系统学报，2018，13(1)：85-96.

[110] 梅俊杰. 基于卷积神经网络的语音识别研究[D]. 北京：北京交通大学，2017.

[111] 朱茂然，朱艳鹏，高松，王洪伟. 基于深度哈希的相似图片推荐系统：以

Airbnb 为例[J]. 管理科学, 2020, 33(5): 17-28.

[112] 胡迪, 聂飞平, 李学龙. 基于深度线性判别分析的哈希技术[J]. 中国科学: 信息科学, 2021, 51(2): 279-293.

[113] 赵欢. 基于卷积神经网络和哈希技术的图像检索方法研究[D]. 沈阳: 沈阳工业大学, 2020.

[114] Camerlenghi F, Macci C, Villa E. Asymptotic behavior of mean density estimators based on a single observation: the boolean model case[J]. Annals of the Institute of Statistical Mathematics, 2021: 1-25.

[115] Salton G. A vector space model for automatic indexing[J]. Communications of the ACM, 1974, 18(11): 613-620.

[116] Kulis B. Kernelized locality-sensitive hashing[J]. IEEE Transactions on Pattern Analysis & Machine Intelligence, 2012, 34(6): 1092-1104.

[117] Zhu X, Li X, Zhang S, et al. Graph PCA hashing for similarity search[J]. IEEE Transactions on Multimedia, 2017, 19(9): 2033-2044.

[118] Xia R, Pan Y, Lai H, et al. Supervised hashing for image retrieval via image representation learning[C]. Proceedings of the Twenty-Eighth AAAI Conference on Artificial Intelligence and the Twenty-Sixth Innovative Applications of Artificial Intelligence Conference, 2014: 2156-2162.

[119] Lai H, Pan Y, Ye L, et al. Simultaneous feature learning and hash coding with deep neural networks[C]. 2015 IEEE Conference on Computer Vision and Pattern Recognition (CVPR), 2015: 3270-3278.

[120] Lin K, Yang H F, Hsiao J H, et al. Deep learning of binary hash codes for fast image retrieval[C]. Proceedings of the IEEE Conference on Computer Vision and Pattern Recognition Workshops, 2015: 27-35.

[121] Salakhutdinov R, Hinton G. Semantic hashing[J]. International Journal of Approximate Reasoning, 2009, 50(7): 969-978.

[122] Masci J, Bronstein M M, Bronstein A M, et al. Multimodal similarity-preserving hashing[J]. IEEE Transactions on Pattern Analysis & Machine Intelligence, 2014, 36(4): 824-830.

[123] Krizhevsky A, Sutskever I, Hinton G. ImageNet classification with deep convolutional neural networks[J]. Advances in neural information processing systems, 2012, 25(2): 84-90.

[124] Simonyan K, Zisserman A. Very deep convolutional networks for large-scale image recognition[J]. Computer Science, 2014: 1-14.

[125] He K, Zhang X, Ren S, et al. Deep residual learning for image recognition[C]. 2016 IEEE Conference on Computer Vision and Pattern Recognition (CVPR). IEEE, 2016: 770-778.

[126] Huang G, Liu Z, Laurens V, et al. Densely connected convolutional networks [C]. 2017 IEEE Conference on Computer Vision and Pattern Recognition, 2017: 2261-2269.

[127] 张津, 魏峰远, 冯凡, 焦利伟, 麻连伟. 基于注意力机制和编码解码网络的遥感影像分类[J]. 测绘科学技术学报, 2020, 37(6): 610-615.

[128] Norouzi M, Punjani A, Fleet D J. Fast exact search in hamming space with multi-index hashing[J]. IEEE Transactions on Pattern Analysis and Machine Intelligence, 2014, 36(6): 1107-1119.

[129] 宋博, 姜万里, 孙涛, 熊正强, 芮华建. 快速特征提取与感知哈希结合的图像配准算法[J]. 计算机工程与应用, 2018, 54(7): 206-212.

[130] 苗军, 崔嵩, 段立娟, 张璇, 许少武. 基于最长公共视觉词串的图像检索方法[J]. 计算机工程与应用, 2018, 54(15): 192-196.

[131] Liu F, Lin G, Shen C. CRF learning with CNN features for image segmentation [J]. Pattern Recognition, 2015, 48(10): 2983-2992.

[132] 黄文明, 魏鹏, 梁金华. 基于卷积神经网络的哈希在图像检索中的应用[J]. 计算机工程与设计, 2017, 38(2): 517-521.

[133] Deng D, Wang R, Wu H, et al. Learning deep similarity models with focus ranking for fabric image retrieval[J]. Image and Vision Computing, 2018, 70: 11-20.

[134] Zhao W, Luo H, Peng J, et al. Spatial pyramid deep hashing for large-scale image retrieval[J]. Neurocomputing, 2017, 243(C): 166-173.

[135] Everingham M, Eslami S M A, Van Gool L, et al. The pascal visual object classes challenge: a retrospective[J]. International Journal of Computer Vision, 2015, 111(1): 98-136.

[136] 李钊, 卢苇, 邢薇薇, 孙占全, 王伟东, 魏云超. CNN 视觉特征的图像检索[J]. 北京邮电大学学报, 2015, 38(S1): 103-106.

[137] Pan Ling, Qiang Yan, Yuan Jie, et al. Rapid retrieval of lung nodule CT images based on hashing and pruning methods [J]. BioMed Research International, 2016: 1-10.

[138] 杨晓兰, 强彦, 赵涓涓, 等. 基于医学征象和卷积神经网络的肺结节 CT 图像哈希检索[J]. 智能系统学报, 2017, 12(6): 857-864.

[139] 秦品乐, 李启, 曾建潮, 等. 基于多尺度密集网络的肺结节图像检索算法[J]. 计算机应用, 2019, 39(2): 392-397.

[140] Han Y, Ye J C. Framing u-net via deep convolutional framelets: application to sparse-view CT [J]. IEEE Transactions on Medical Imaging, 2018, 37(6): 1418-1429.

[141] 柯圣财, 赵永威, 李弼程, 等. 基于卷积神经网络和监督核哈希的图像检索方法[J]. 电子学报, 2017, 45(1): 157-163.

[142] Hu M, Yang Y, Shen F, et al. Collective reconstructive embeddings for cross-modal hashing[J]. IEEE Transactions on Image Processing, 2019, 28(6): 2770-2784.

[143] Lai Hanjiang, Pan Yan, Liu Ye, et al. Simultaneous feature learning and hash coding with deep neural networks[C]. 2015 IEEE Conference on Computer Vision and Pattern Recognition, 2015: 3270-3278.

[144] Liu K, Kang G. Multiview convolutional neural networks for lung nodule classification[J]. International Journal of Imaging Systems and Technology, 2017, 27(1): 12-22.

[145] Dou Q, Chen H, Yu L, et al. Automatic detection of cerebral microbleeds from MR images via 3D convolutional neural networks[J]. IEEE Transactions on Medical Imaging, 2016, 35(5): 1182-1195.

［146］ Zhang G, Zhu D, Liu X, et al. Multi-scale pulmonary nodule classification with deep feature fusion via residual network［J］. Journal of Ambient Intelligence and Humanized Computing, 2018: 1-12.

［147］ Hu J, Shen L, Sun G. Squeeze-and-excitation networks［C］. Proceedings of the 2018 IEEE/CVF Conference on Computer Vision and Pattern Recognition. Piscataway, 2018: 7132-7141.

［148］ Xie S, Girshick R, Dollár P, et al. Aggregated residual transformations for deep neural networks［C］. Proceedings of the 2017 IEEE Conference on Computer Vision and Pattern Recogni-tion. Piscataway, 2017: 5987-5995.

［149］ He K, Zhang X, Ren S, et al. Deep residual learning for image recognition［C］. Proceedings of the 2016 IEEE Conference on Computer Vision and Pattern Recognition. Piscataway, 2016: 770-778.

［150］ Ioffe S, Szegedy C. Batch normalization: accelerating deep network training by reducing internal covariate shift［C］. Proceedings of the International Conference on International, 2015: 448-456.

［151］ Abdul-Kreem L I. Computational architecture of a visual model forbiological motions segregation［J］. Network: Computation in Neural Systems, 2019, 30 (14): 58-78.

［152］ Albert Gordo, Jon Almazán, Jerome Revaud, et al. End-to-end learning of deep visual representations for image retrieval［J］. International Journal of Computer Vision, 2017, 124(2): 237-254.

［153］ Li Zhen-bo, Li Fei, Zhu Ling, et al. Vegetable recognition and classification based on improved VGG deep learning network model［J］. International Journal of Computational Intelligence Systems, 2020, 13(1): 559-564.

［154］ Qin J, Haihong E, Song M, et al. Image retrieval based on a hybrid model of deep convolutional encoder［C］. IEEE International Conference of Intelligent Robotic and Control Engineering, 2018: 257-262.

［155］ Zhen Jun-jie, Ying Zi-lu, Zhao Yi-hong, et al. Application research of deep learning and iterative quantification in image retrieval［J］. Signal Processing,

2019, 35(5): 919-925.

[156] Liu Hai-long, Li Bao-an, Lv Xue-qiang, et al. Research on image retrieval algorithm based on deep convolutional neural network[J]. Application Research of Computers, 2017, 34(12): 3816-3819.

[157] Lu Xiaoqiang, Zheng Xiangtao, LI Xuelong. Latent semantic minimal hashing for image retrieval[J]. IEEE Transactions on Image Processing, 2017, 26(1): 355-368.

[158] 陈昌红, 彭腾飞, 干宗良. 基于深度哈希算法的极光图像分类与检索方法[J]. 电子与信息学报, 2020, 42(12): 3029-3036.

[159] Zhu Han, Long Mingsheng, Wang Jianmin, et al. Deep hashing network for efficient similarity retrieval[C]. Proceedings of the 30th AAAI Conference on Artificial Intelligence, 2016: 2415-2421.

[160] Wang Xiaofang, Shi Yi, Kitani K M. Deep supervised hashing with triplet labels[C]. Proceedings of the 13th Asian Conference on Computer Vision, 2016: 70-84.